ねころんで読める CDCガイドライン

やさしい感染対策入門書

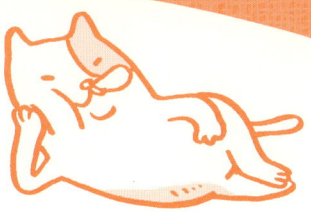

浜松医療センター
院長補佐・感染症内科長
矢野邦夫 著

MC メディカ出版

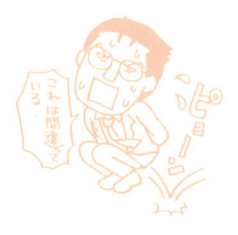
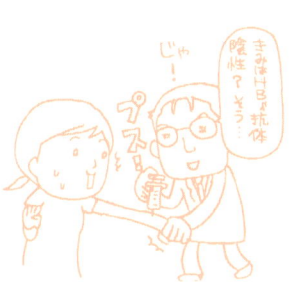
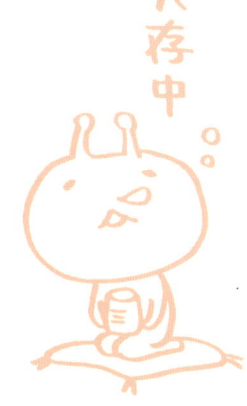
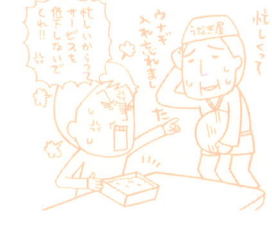
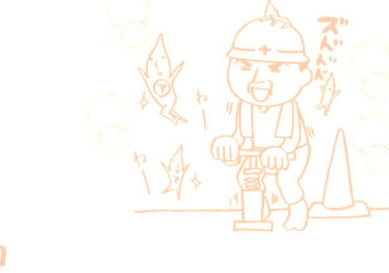
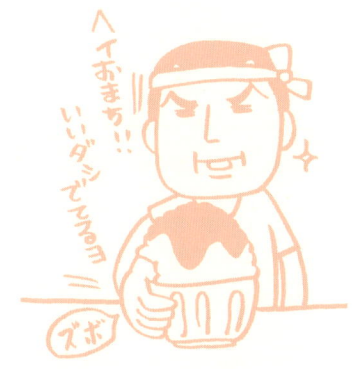
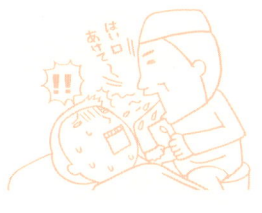
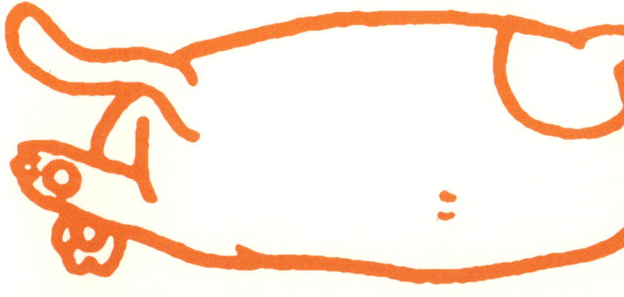

はじめに

　米国疾病対策センター(CDC：Centers for Disease Control and Prevention)は数多くのガイドラインを公開しており、それらすべてが科学的かつ合理的です。驚くべきことに、それらのガイドラインはお互いにまったく矛盾せず、一貫した考え方に基づいて作成されています。CDCガイドラインには「根底を流れる基本的な考え方」があるからだと思います。

　今まで、私は数多くのガイドラインを読み進めてきました。それらを読んでいると目から鱗の勧告に頻繁に出くわし、それらには必ず根拠がありました。CDCは「根底を流れる基本的な考え方」に肉付けするように根拠を整理し、そして勧告を導き出しているように思います。

　最近、病院（医療関連）感染対策をCDCガイドラインに準拠して実施しようとする施設が増えてきました。しかし、CDCガイドラインを実践しようとしても、病院のスタッフを簡単に説得することはできません。彼らもまたCDCの基本的な考え方を理解しない限り、実施することはできないのです。

　今回、CDCガイドラインを理解しやすくするための本を作成することにしました。このなかで、CDCガイドラインの基本的な考え方やわかりにくい部分を解説するとともに、CDCが引用した文献のなかで特に重要であると思われるものについても説明を加えました。本書が臨床の場で日々医療・看護・介護に携わっておられる方々や病院感染対策チームの活動に役立つものとなることを期待したいと思います。

2007年2月

浜松医療センター院長補佐・感染症内科長
矢野　邦夫

Contents

- 1　はじめに
- 8　掃除
  ―おばあちゃんから教わった掃除?
- 13　スリッパ
  ―土足で上がりこむなんて…日本人の刷り込み
- 16　早弁当
  ―ガイドラインに従えば…
- 18　プール
  ―0.14グラムの糞便?
- 21　水と氷
  ―意外な盲点
- 24　シャンプー
  ―緑膿菌、繁殖してませんか?
- 26　爪、マニキュア、指輪
  ―細菌の宝庫にご用心
- 29　サンドイッチと手洗い
  ―手洗いしてから食べるか感染後に薬を服用するか?
- 34　インフルエンザワクチン接種の心得
  ―一般人と医療人を見分ける方法
- 37　マスク
  ―ウイルスは乗り物に乗って飛ぶ
- 39　ペット犬と盲導犬
  ―訓練された犬は健康にも配慮されています
- 43　食わず嫌い
  ―まず、食べてみてください
- 45　初級編の文献

初級編

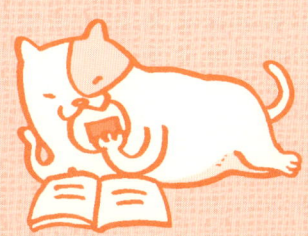

48	カーペットと道路工事	
	―アスペルギルスに注意！	
51	結核と飛行機	
	―空気の共有時間で差	
53	MRSA	
	―ふだんは無害だが…	
62	手術時手洗い	
	―アルコール製剤による手に優しい手洗いへ	
65	酒精綿の単包化など	
	―アルコールは濃度50％以下で殺菌効果が低下	
68	消毒滅菌	
	―鍵はスポルディングの分類	
71	三方活栓	
	―リスクが高く、廃止されつつある器具	
74	ヘパリンロックと生食ロック	
	―同じロックでも違う役割	
76	手術前の感染症検査	
	―患者だけに検査することの矛盾	
79	抗菌薬の適正使用	
	―ターゲットの病原菌にピンポイントな薬を	
83	剃毛	
	―うさぎ跳びと同じ運命？	
86	中級編の文献	

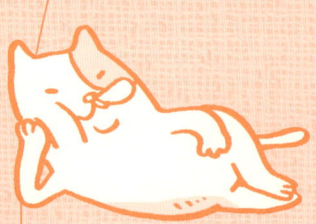
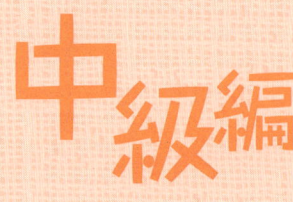

中級編

上級編

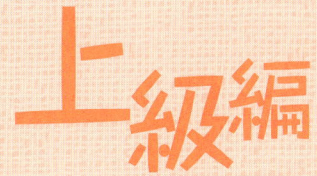

- 90 　透析室
  —手術室に近い状況
- 93 　B型肝炎ワクチン
  —HBs抗体を獲得していなければ危険
- 97 　閉鎖式尿道カテーテル
  —病原体が回路から侵入しないカテーテル
- 99 　中心静脈カテーテル
  —マキシマル・バリアプリコーションの実施は必須
- 105 　結核患者の同室者および面会者
  —距離と時間が問題
- 107 　潜在性結核感染の治療（化学予防）
  —「9ヵ月治療」とは「9ヵ月分の量と回数の薬の服用」
- 110 　結核の空気感染
  —結核菌を含んだ飛沫は肺に到達しない
- 113 　N95マスク
  —装着すると小走りは無理
- 118 　人工呼吸器の交換頻度
  —肉眼的汚染を根拠にする理由
- 122 　プリオン
  —蛋白性粒子のやっかい者
- 124 　インフルエンザワクチンと妊婦
  —有益性が危険性を上回る
- 128 　外来採血室
  —手袋を替えないのはサービスの低下
- 133 　針刺し
  —安全器材と手袋で予防
- 137 　上級編の文献
- 141 　参考にした主なCDCガイドライン

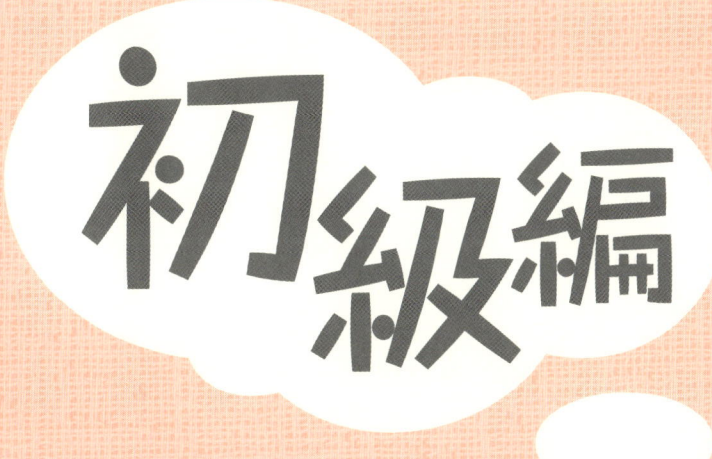
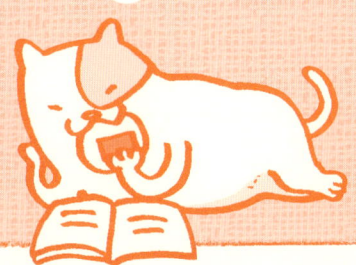

掃除

おばあちゃんから教わった掃除？

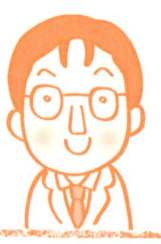

　医学部の学生さんに講義するとき、「君たちは自宅や下宿でどのような掃除をしているのかな？」と聞くことにしています。すると、ほとんどの学生が、「掃除機で床を掃除してから、タンスやテレビの上の埃をダスキンで拭き取ります」と回答します。もちろん、テレビの上などの埃を先に拭き取ってから床や畳の掃除をする学生もいます。

　このような回答を得たら、私は「しめた！」と思い、次の質問につなげていきます。「君は掃除のやり方についてどこで教育してもらったのかな？ 塾？ 学校？ 誰が君たちに掃除の仕方を教えてくれたのだろうか？」

　すると、学生は「うーん。母親が掃除をしているのを見て学んだと思います」と回答します。その後の会話はごらんの通り。

「そうか、君はお母さんから掃除のやり方を学んだのだね。そうしたら、お母さんは誰から学んだと思う？」

「そうですね。祖母だと思います」

「それでは、祖母は誰から学んだのかな？」

「ひいあばあちゃん…」

「ということは、君の掃除の方法は明治時代、江戸時代からの方法を踏襲しているのだね」

「………」

「そのような古い、経験的な掃除の方法を移植が行われているような21世紀の病院に持ち込んでよいのだろうか？」

「いけないと思います」

「今日は科学的な掃除法を教えるけれど、これは君が生まれて初めて受ける掃除についての講義になると思う。そうかな？」
「はい」
　私の授業はこのようにして始まるのです。

　皆さんが掃除をする理由は二つあるのではないでしょうか？　一つは「明日、お客さんが来るから」すなわち、見栄えをよくするのが目的。
　二つ目は「もう、耐えられないから…」
　決して、感染予防を考えていないと思います。
　ここで環境表面に付着している病原体がどのようにしてヒトに感染するのか考えてみたいと思います。当然のことながら、床や壁の表面には多数の微生物が付着しているのですが、それらは自力で人に感染できません。彼らは自分で

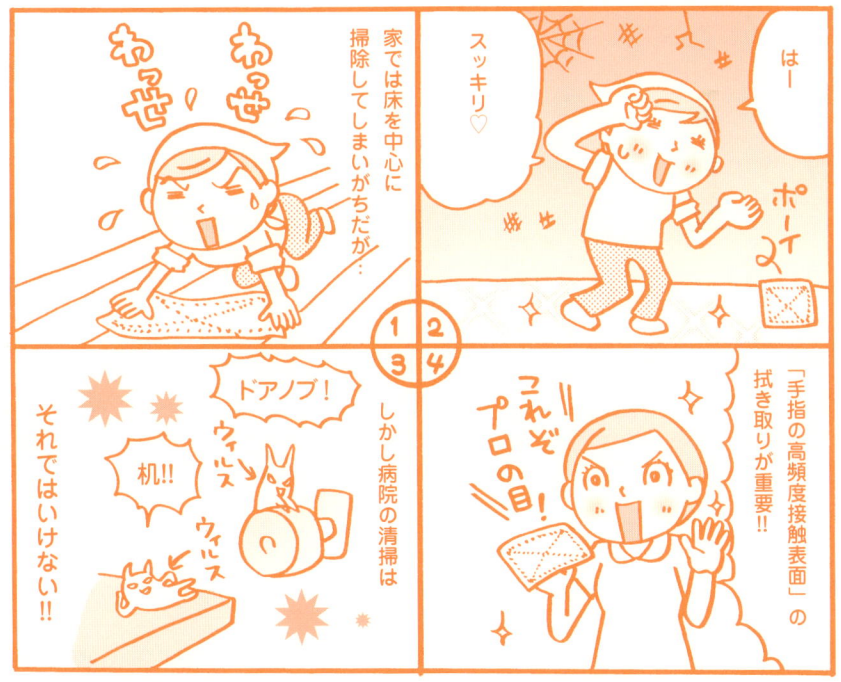

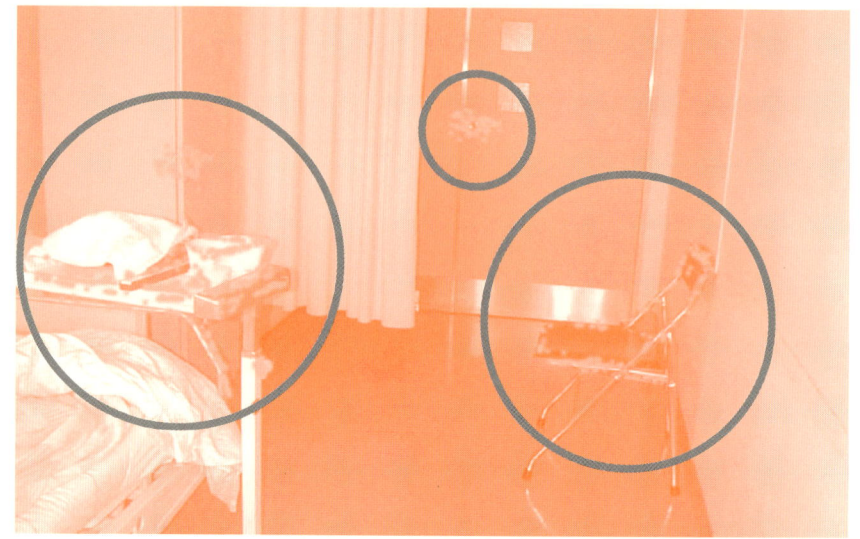

図1. 手指の高頻度接触表面（写真の点の箇所）

は移動しないし飛ばないのです。環境表面に付着している病原体は床や壁の表面に人の手指が触れることによって手指に移動します。そして、その手指が眼や鼻の粘膜に接触することによって感染できるのです。すなわち、手指が環境表面からの微生物の感染経路になっているのです[1]。私たちは、このような当然のことに意外と気づいていないのではないでしょうか？

　環境表面からの感染を防ぐことを目的として掃除するならば、「手指の高頻度接触表面」（**図1**）の拭き取りがもっとも重要なのです[1,2]。

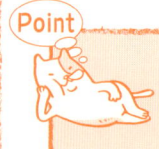

Point

「手指の高頻度接触表面」は感染源になりうるので、ここを重点的に掃除する。

　ライノウイルスという鼻風邪ウイルスは冬に流行するのですが、大変興味深い実験がありました。コーヒーカップの柄の部分にライノウイルスを塗ってお

きます。ライノウイルスは平滑な環境表面に2～3時間生きることができます。そこで、健康な人がそのカップの柄を握って、その指で自分の鼻や眼の粘膜に触れてみました。そしたら、約半数の人が風邪を引いたのです[3]。この実験は手指が触れる環境表面は感染経路になるということを証明しているのです。

冬になると風邪対策に大変気をつかう人がいます。彼らは「今日はなんとなく風邪気味なので念のために病院に行こう」といって受診します。病院では本当に風邪を引いた人が待合室で待っていて、鼻をズルズルさせています。彼らはティッシュペーパーで鼻をかむのですが、それによってライノウイルスを容易に手指に付着させてしまうのです。

今度は、診察室から「○○さ〜ん、お入り下さい」と呼ばれます。彼らは「ハ〜イ」といってドアノブを握って、中に入ります。ここで、ドアノブにライノウイルスが付着し、ウイルスはそこで数時間生きることになるのです。

今度は、「風邪を引いているかもしれない人」の順番がやってきます。この人も「○○さ〜ん」と診察室から呼ばれて、「ハ〜イ」といってドアノブを握って中に入ります。その結果、指にライノウイルスが付着し、そして無意識のうちに眼や鼻の粘膜に触れて、風邪を引くのです。これが風邪の感染経路なのです。

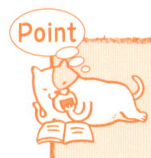

Point

手指は環境表面に付着している病原体の感染経路になるので、手洗いは大切である。

無意識に鼻や眼の粘膜に触れるというのはどのくらいの頻度なのでしょうか？ 実は、そのような研究も行われているのです。講演を1時間聞いていると、聴衆の3人に1人が無意識のうちに自分の鼻の粘膜に指を触れ、2.7人に1人が眼を擦るという研究結果でした。こんなにも頻度が高いのです。

風邪の流行期に満員電車に乗っていて、吊り皮につかまって立っていたとしましょう。すぐ隣に立っている人が咳やくしゃみを連発すれば、風邪がうつっ

てしまうのではないかと心配になります。そのため、マスクをして風邪を回避する努力をしている人もいます。確かに、マスクは風邪ひいた人のくしゃみなどの飛沫が自分の口や鼻に飛び込まないようにするために有効です。しかし、もっと重要な役目は吊り皮などに触れて汚染してしまった自分の指から自分の鼻を守ることなのです。よく風邪が流行しているときには「マスクと手洗い！」といいますが、その通りと思います。マスクによって飛沫から気道を守り、自分の汚染した指から自分の鼻を守るのです。そして、手洗いをすることによって汚染した指を清潔にするのです。

　もちろん、咳やくしゃみをしている人にもマスクが必要です。これは、しぶきが周囲に飛び散ることを防ぐためです。そして、しぶきが付着してしまった手指を清潔にすることも大切なので、やはり手洗いは重要です。咳やくしゃみをするときに、ティッシュで口と鼻を覆い、そして手洗いすることを「咳エチケット」といいます[4]。

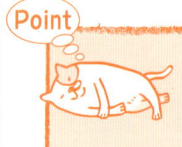

Point

咳やくしゃみをする人はティッシュで口と鼻を覆って手洗いをする。これを「咳エチケット」という。

スリッパ
土足で上がりこむなんて…日本人の刷り込み

　もう昔の話になりますが、小学生の頃、学校で掃除をしたことを覚えています。バケツに水を汲んで、雑巾をつけて、床をザーと拭いていく…。今もこのように掃除をしているかは知りませんが、冬は寒くて辛かったことを覚えています。とにかく、「校舎の玄関で靴を替える」「床を拭く」というように床に異常に執着した掃除をしていた記憶が残っています。

　日本には玄関に入るときに靴を脱ぐという習慣があります。もし、「土足で上がり込む」ということをすれば、その家の人が不快になることは間違いありません。このような床に対する執着は日本人の心の中に奥深く入り込んでいます。そのため、いつ洗濯したかもわからないような不潔なスリッパ、水虫の人が履いていたかもしれないスリッパであっても、床を守るためなら平気で履くことができてしまうのです。

　日本は先進国のなかで唯一スリッパを感染対策に用いている国です。手術室や集中治療室、無菌室などの入り口にスリッパ置き場がもうけられていて、いつ洗ったかもわからないスリッパがおいてあります。これは床は感染源になると信じているからでしょう。しかし、床は感染源にはなりません[1,5]。手指が頻回に触れるドアノブのような環境表面が感染源になるのです[1]。

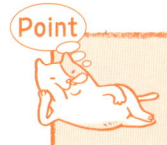

Point
床が感染源になることはほとんどなく、「手指の高頻度接触表面」が感染対策上重要である。

手術室などでスリッパを廃止して土足にしようとすると抵抗感をもつ人がかなりいます。その抵抗感のレベルというのは異常なほどです。スリッパを撤廃しましょうと説得すると、興奮して眼を「充血」させる人さえいます。眼の白目の部分の毛細血管がジワジワッと拡張してくるのがわかるほどです。これはおそらく、小学校の掃除に代表されるような床に執着した掃除教育によって「スリッパは大切である」というように刷り込まれてしまったからではないでしょうか？

　ここで少し「刷り込み」を紹介しましょう。これはスリッパ廃止を考えるうえで大切なことです。「刷り込み」というのは、1973年にノーベル賞を受賞したコンラート・ローレンツ（比較行動学者）がハイイロガンなどで観察した現象です。ガンやアヒルは出生直後に目の前で動いたものを親だと認識します。出生後のある限られた時期（臨界期）に、ある事象（「この人はおかあさんだ」

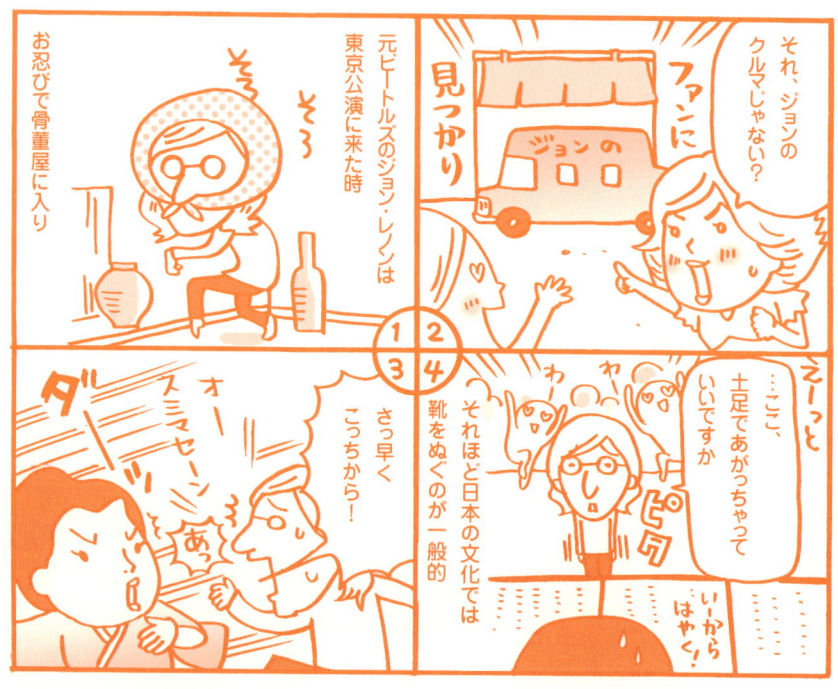

など）がインプットされ、その後変化することがない現象なのです。このように潜在的な現象なので、刷り込まれた本人は自分が刷り込まれていることに気づきません。それゆえ、スリッパもなかなか中止できないのでしょう。スリッパを撤廃するとき、根拠を提示してもうまくいきません。刷り込み対策が必要なのです。

　スリッパは感染対策上まったく意味がないことが理解できたとき、そして、「手指の高頻度接触表面」への対応こそが病原体の環境からの感染経路の遮断に有効であることが理解できたとき、そのときこそが正しい環境感染制御が理解できたときだと思います。スリッパを準備するのではなく、手指が高頻度に接触するドアノブ、オーバーテーブル、消灯台などの拭き取りを十分に行うことが大切なのです。たかがスリッパ、されどスリッパです。

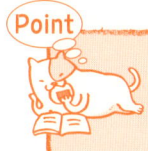

Point: 手術室や集中治療室でのスリッパは意味がない。土足で入室しても構わない。

早弁当
ガイドラインに従えば…

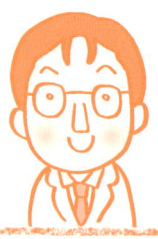

　私はCDCガイドラインに基づいて毎日午前11時半に昼食をとることにしています。CDCガイドラインに「食事は作ってから2時間以内に食べなさい」と記載されているからです[6]。食事は作ってから時間が経過すると病原体が増殖してしまうのです。

　浜松医療センターでは食堂に依頼すると弁当を作ってくれます。それを合同医局という40畳ぐらいの部屋に運んでくれます。そこには大きなテーブルがあり、そこに弁当が並べられます。医師らは、昼頃になると合同医局にきて、次々と弁当を食べていきます。私は弁当が何時に作られているのか大変心配になりました。というのは、弁当は作ってから2時間以内に食べなければならないからです。そこで、食堂に電話をして聞いてみました。「お宅は何時に弁当を作っているのですか？」と。その回答は「9時半頃です」というものでした。すなわち、弁当を食べるタイムリミットは「9時半＋2時間＝11時半」だったのです。CDCガイドラインに基づくと、私は11時半までに昼食を終える必要があったのです。

　午後2時から3時頃に合同医局に行くことがあります。すると、「今日は、外来が大変だった」「手術が長引いた」などと言って弁当を召し上がっている先生方がいます。それをみるにつけ、先生方のご無事をお祈りしています。

　高校生のときに、学校に弁当を持っていきました。普通は弁当は4時限目と5時限目の間の昼休みの時間に食べます。しかし、「早弁」というのもありました。早弁では3時限目と4時限目の間、もしくは、2時限目と3時限目の間に食べるのが一般的でした。もちろん、授業中に食べる輩もいました。当時は空腹感

への対応とスリルを求めて早弁したのですが、今から思うと昔、早弁したことは正しかったと思います。先日、高校生の息子の校長先生と話す機会があったので、「生徒にはぜひとも早弁するように指導してください」と依頼しました。校長先生も神妙な面持ちで「検討いたします」と回答されました。しかし、現在もなお校長先生からの「早弁の推奨」はないようです。

> **Point**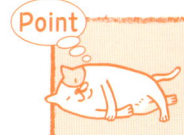
>
> 食事は作ってから2時間以内に食べる。特に、免疫不全の人々には大切なことである。

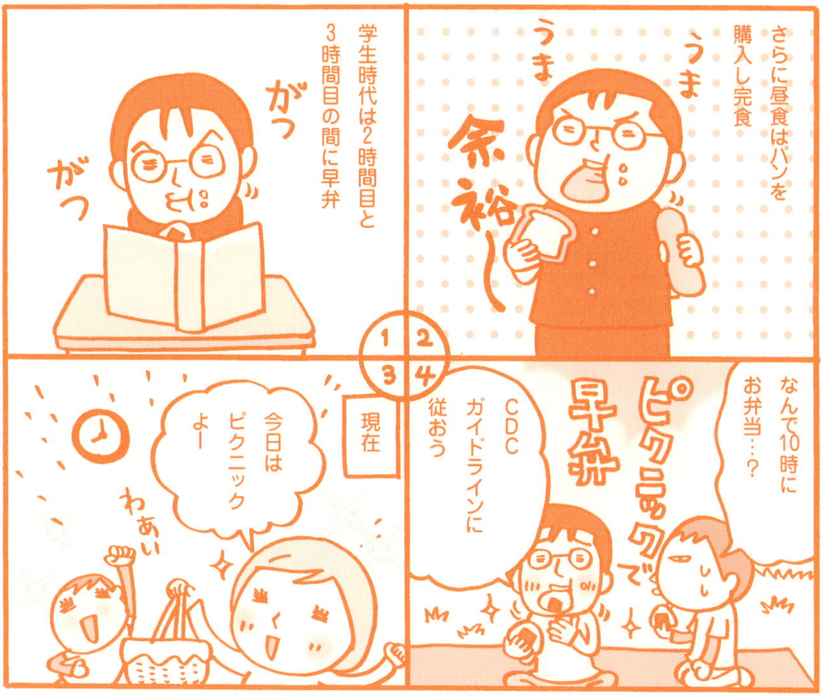

プール

0.14グラムの糞便？

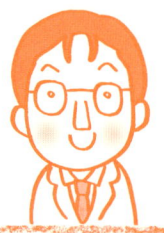

　毎年、夏になると、プールで若い人たちが楽しそうに遊んでいる画像がテレビで紹介されます。こんなに多くの人がどのようにして泳ぐのだろうかなどと心配になるほど超満員のときもあります。昔はこのような報道をみると、「自分も泳ぎに行きたいな！」などと思ったものでした。しかし、今はCDCのホームページが頭に浮かんでしまいます。

　CDCは「プールで泳ぐ場合には他の人たちと水を共有していることを忘れないようにしましょう」と言っています[7]。さらに、「一般的な人々は臀部に平均0.14グラムの糞便を付着させている」ということまで付け加えています[8]。

　私たちは毎日排便します。そして、排便後は一生懸命にトイレットペーパーでお尻を拭きます。しかし、それでも1人あたり0.14グラムの糞便が付着しているのです。もし、プールに百人の人々が浸かっていたらどうなるのでしょうか？「0.14グラム×100」。すなわち、14グラムの糞便がプールの水に溶け込んでいるという計算になります。このようなことを考えながら、ニュースを見ていると大変楽しくなります。

　「塩素が入っているから大丈夫じゃないか？」と言われる方もいるかもしれません。確かに、塩素によって大腸菌は1分以内に死滅します。しかし、A型肝炎ウイルスを不活化するには16分を要します。クリプトスポリジウムを殺菌するには6.7日も必要なのです[7]。クリプトスポリジウムは下痢を呈する病原体の一つですので、これは重大なことです。大人用のプールではまだ、塩素が十分に入っているかもしれません。しかし、子供用のプールは底が浅いので、紫外線がプールの水に濃厚に当たってしまいます。すると塩素は飛んでいってし

まうのです。もちろん、プールの管理人さんが塩素を定期的に測定して、塩素が足りなければ継ぎ足してくれるのですが、それでもとても心配になります。

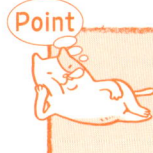

> **Point**
> プールに入るときには、他の人々と水を共有しているという認識が必要である。

　プールでの感染を防ぐためには適切な対応が必要です。そのため、プールの入り口には看板があり、「感染症の人は泳がないでください」と書いてあります。しかし、「下痢の人は泳がないようにしてください」とは書いてありません。多くの人たちは自分や子供が下痢しても「お腹を冷やした」などといって、感染性下痢症をほとんど考えません。そのため、かなりの下痢の人がトイレに

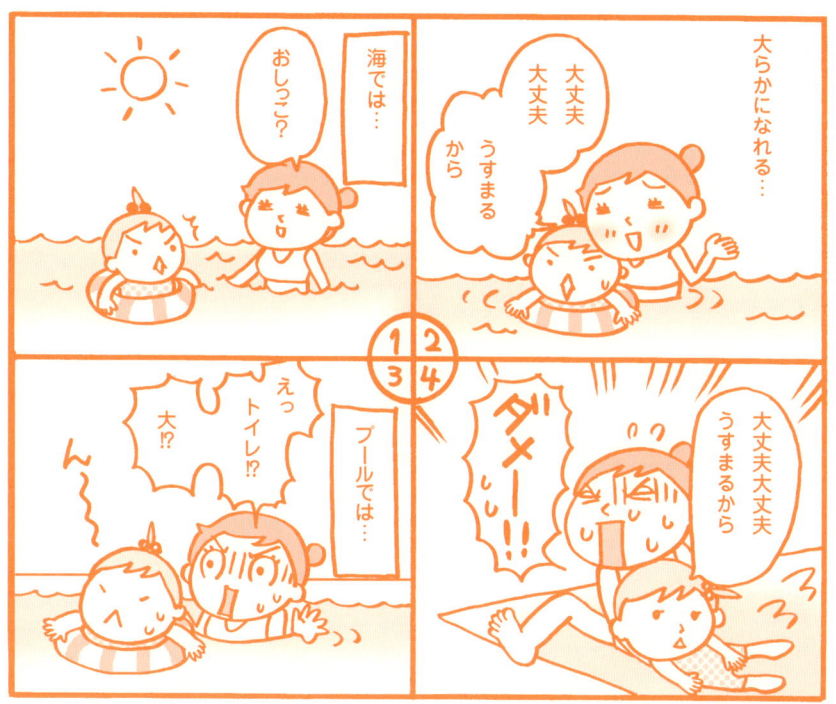

いったり来たりしながら、泳いでいるのではないでしょうか？　プールの入り口には「下痢の人は泳がないようにしましょう」という掲示がぜひとも必要だと思います。

　幼稚園や保育園などで、先生方が園児を喜ばせようとして、校庭に大きな組み立て式の簡易プールを設置し、水を入れておくことがあります。水は冷たいので、朝に用意しておけば、昼には日光に当たって温かくなります。そうすると、塩素は飛んでいってしまい、大腸菌はおろか、何も殺菌できなくなっているのです。ここで、おむつがやっととれた園児がワーと入ってくるのですから、その不潔さといったら形容の仕様もありません。子供たちは楽しそうに、「噴水！」などといって、口に水を含んで、噴水のようにプーと口から水を噴き上げるなどといった遊びもしています。感染対策上、とんでもない状態というのが、プールなのです。自慢ではないのですが、私はCDCガイドラインを読むようになってから一度もプールに行ったことはありません。

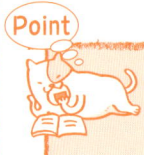

下痢の人にはプールに入らないように指導する。免疫不全の人にはプールや海を避けるように教育する。

水と氷
意外な盲点

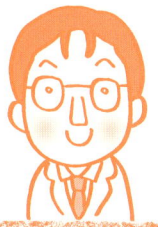

　講演すると演台の上に水とコップが用意されます。当然のことながら、その水は喉が渇いたら飲む、声がかすれたら飲むということが目的で用意されています。昔は、単に飲み水がそこに置いてあるとしか認識しませんでしたが、今は、CDCガイドラインが頭に浮かんできます。クリプトスポリジウムが気になってしまうのです。

　クリプトスポリジウムは塩素に抵抗性のある原生動物ですが、これによって水道が汚染され、多数の人々が下痢をすることがあります。免疫力が正常な方は1週間ほどの下痢で済むのですが、抵抗力が低下している人は抵抗力が改善するまで下痢をします。したがって、エイズ患者は一生涯下痢してしまうということになります。そのため、危ないと思った水を飲むときには1分間沸騰するか、もしくは1ミクロンのフィルターを通せとCDCはいっています[6,9]。もちろん、演台の上の水がクリプトスポリジウムに汚染しているとは思いませんが、やはり、気にはなります。

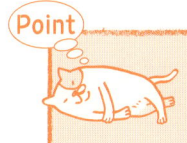

> **免疫不全の人が水を飲むときは、クリプトスポリジウムの汚染のないものを飲む必要がある。**

　演台においてあるコップも気になります。コップに氷が入っていると複雑な気持ちになります。CDCが「一般家庭の氷は一定の割合で糞便に汚染されている」と言っているからです[1]。確かに、そのとおりと思います。ときどき、

ファミリーレストランに行くことがあるのですが、そこにはドリンクバーがあります。私はいつもドリンクバーがみえるところに席をとることにしています。そうすると、大変面白い状況を観察することができるからです。ドリンクバーでは氷が自由にとれるのですが、子供たちは親が見ていないと氷を素手でとります。彼らはトイレに行ってお尻を拭いても手を洗わない人たち。その彼らの指や手が氷の保存容器につっこまれるのです。確かに大変不潔と思います。

　そこで、浜松医療センターでは患者さんが口にするであろう氷をコントロールしています。病棟のすべての冷凍庫の氷は毎日、看護師さんが捨て、そして、手指消毒した看護師さんが新しく水をトレイに入れて凍らせるようにしています。それまでは、「誰が」「いつ」「どのように」氷を作ったか聞かれても答えることはできませんでした。しかし、今は回答できます。「手指消毒した看護師が毎日、新しい水で氷を作成している」と。

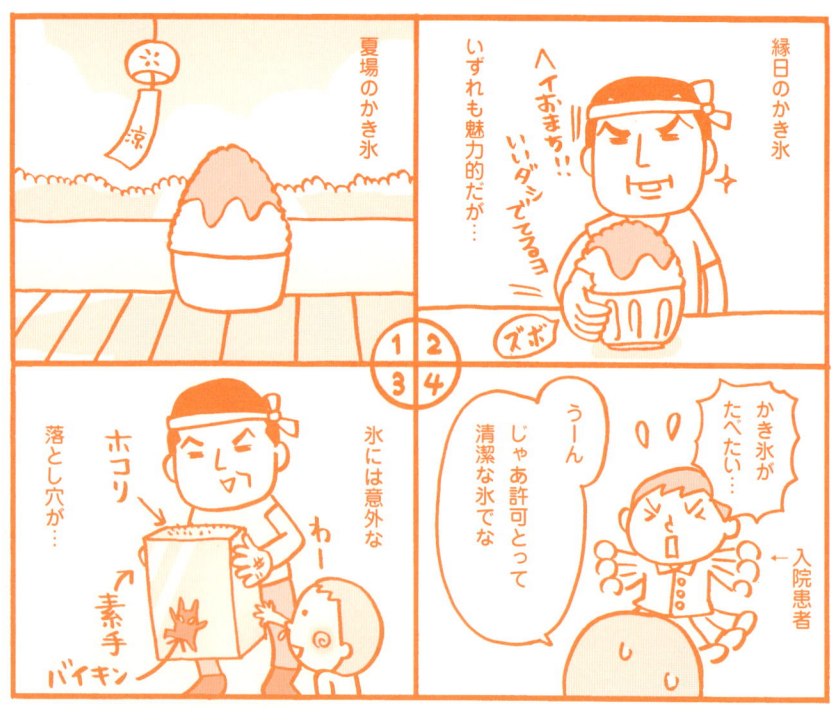

初級編

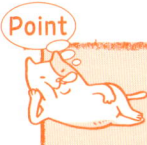

> **Point**
> 氷は汚染していることがあるので、免疫不全の人は氷を口にしないようにする。免疫が正常な人は清潔に作られた氷であれば口にしてもよい。

シャンプー

緑膿菌、繁殖してませんか？

　病院でも家庭でも石けんがよく使われます。それは手を清潔にするためです。しかし、汚れた石けんで手を洗えば、当然のことながら、手は汚れてしまいます。石けんには固形石けんと液状石けんがありますが、病院では液状石けんが用いられていることがほとんどです。ボトルの液状石けんが空になったらどうするでしょうか？　ボトルごと捨てて新しいボトルに切り替える人と、詰め替え石けんをボトルに継ぎ足すという人がいると思います。病院ではボトルごと捨てることはありませんので、詰め替えされていると思います。

　ここで、問題なのは「継ぎ足しすること」です。液状石けんをどんどん継ぎ足していくとどうなるのでしょうか？　ボトルに少しずつ水が溜まり、緑膿菌が繁殖してしまうのです。緑膿菌は栄養要求性が低く、水さえあれば繁殖できる細菌です。したがって、どんどん継ぎ足しされているボトルには相当数の緑膿菌が増殖しているので、このような汚染した石けんで手を洗うと手は清潔になるどころか不潔になってしまうのです[10]。したがって、ボトルが空になって液状石けんを継ぎ足す場合には、内部を水洗いして乾燥させる必要があります。緑膿菌は乾燥に弱いからです。固形石けんの場合は、石けんの受け皿がいつもジメジメしていれば当然のことながら、緑膿菌が増殖しています。そのため、受け皿は常に乾燥するように管理することが必要なのです。

　お風呂場のシャンプーも同様です。いつも継ぎ足しを繰り返しているならば、確実に緑膿菌が繁殖しています。そのようなシャンプーを用いている人はもしかして「毎晩、緑膿菌でシャンプーしている」かもしれません。最近、頭が緑っぽくなった人はいませんか？

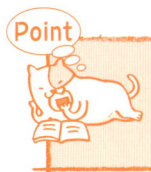 **Point** 石けんは管理が不十分であると汚染することがあるので、適切な管理が必要である。

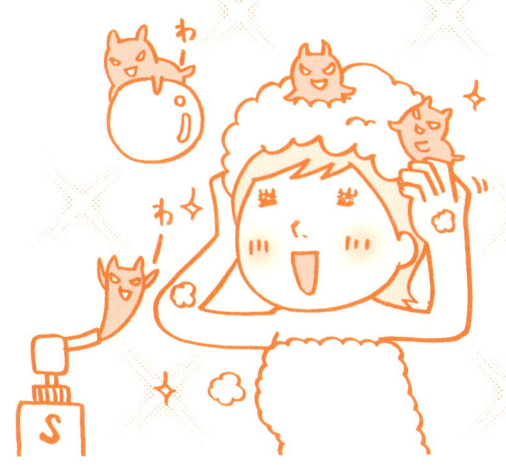
緑膿菌でシャンプーしているかも…

爪、マニキュア、指輪

細菌の宝庫にご用心

　テレビを見ていると女性タレントの指が映し出されることがあります。このときいつも驚くのですが、すごく長い爪（つけ爪かもしれませんが）にマニキュアをして、指輪をしているのです。もちろん、手や指を美しく見せることは大切なので異論はありませんし、そのような美を追究している方々を非難するつもりもありません。しかし、免疫不全の患者さんが多数入院している病院ではこのような手指は気になるところです。特につけ爪についてはかなり慎重にならざるをえません。

　手指の爪の下には多数の細菌が潜んでいます。爪が長くなればなるほど、細菌の数も増えます[10]。そのため、食事中にテレビをみていて、先ほど述べたような長い爪をみるとかなりの違和感をもってしまうのです。

　新生児集中治療室において緑膿菌の集団感染がみられたという報告があるのですが、ここでは長い自然爪をした看護師さんと長い付け爪をした看護師さんが原因でした。この2人のケアを多く受けていた新生児に緑膿菌感染が多発したのです[11]。

　つけ爪をした医療従事者がグラム陰性桿菌や酵母による集団感染を引き起こしたという報告もあります[12-14]。ですから、集中治療室や新生児集中治療室のような免疫が低下している患者さんが入院している区域ではつけ爪はぜひとも避けなければなりません。長い爪も当然のことながら、避けたいものです。

　それでは、マニキュアはどうでしょうか？　塗りたてのマニキュア液が爪周囲の皮膚の細菌数を増すことはありませんが、剥がれかかったマニキュアは爪上で多数の微生物の発育を助けることがあるので、気をつけなければなりませ

ん[15,16]。このような剥がれかかったマニキュアをしている人が一生懸命に手洗いをしたり、手術時スクラブをしても相当数の病原体が残ってしまいます。

指輪はどうでしょうか？ やはり、指輪の下の皮膚にもきわめて多くの細菌が潜んでいるのです[17,18]。看護師さんの指輪の下の皮膚を培養した研究があるのですが、なんと40％の看護師さんが指輪の下にグラム陰性桿菌を保菌していたのです[17]。同じ細菌を数ヵ月間も保菌していた看護師さんもいました[17]。この研究は指輪の数が細菌数に相関することも明らかにしました。

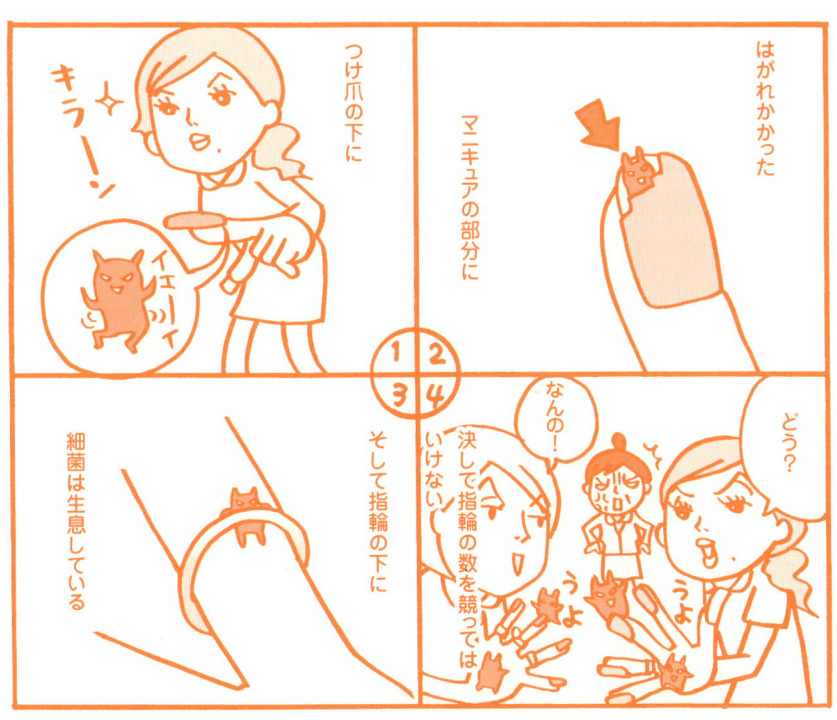

爪、マニキュア、指輪

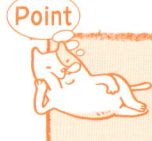

> **Point**
> 医療従事者はつけ爪や長い爪をしてはならない。集中治療室などのハイリスク患者が入室している区域では禁忌である。

　それならば、医療従事者は指輪をしてはいけないのでしょうか？　もちろん、集中治療室や手術室といった免疫が低下している患者さんを治療している区域では指輪は避けるべきだと思います。しかし、手指消毒直後ですと指輪を着用している人としていない人では細菌数は同程度ですので、一般病棟において、頻回に手指消毒しているならば、指輪は許されるかもしれません。当然のことながら、手指消毒が不十分な医療従事者はいかなる患者さんも担当してはなりません。

サンドイッチと手洗い

手洗いしてから食べるか感染後に薬を服用するか？

　医学部の講義で、サンドイッチの話をすることがあります。とても重要な話なので、ぜひとも紹介したいと思います。「国家試験出題予想問題」と称して、次のような質問をすることにしています。「国家試験出題予想問題」というと睡眠中の学生が目を覚ますからです。

　「赤痢患者の腸蠕動音を確認中、患者の下腹部に付着していた粘血便が自分の右第一指に付着してしまった。この事故は昼食の直前の出来事であり、昼食はサンドイッチを準備していた。次のうちから、正しいものを選びなさい」「①石けんと流水にて手を洗ってからサンドイッチを食べる」「②そのまま手を洗わずにサンドイッチを食べて、とりあえず赤痢に感染した後に抗菌薬を服用して治癒させる」

　学生は当然のことながら、前者が正しいと回答します。その通りですね。後者は間違っています。しかし、このジョークのようなできごとは病院において毎日発生しているのです。「日常業務において、診察の後に手を洗わず、他の患者を触診して、とりあえずMRSAを感染させた後に抗菌薬を投与して治癒させる」というように…。

　手を洗わない医師や看護師がいます。彼らは自分たちのためには感染対策するけれど、患者さんのためには感染対策していません。学生には「決してそのような医師になってはいけないよ」と講義しています。

　医師や看護師は健康であり、十分な免疫力があります。しかし、入院患者の

多くは免疫が低下しており、カテーテルなどの異物が挿入されています。健康な人々には無害な微生物でも抵抗力が低下した人には有害なことが多いのです。たとえば、MRSAは医師や看護師に伝播してもせいぜい保菌者になる程度です（保菌者というのは病原体を保持しているが、何ら症状を呈さない人のことです）。しかし、ガン治療を受けていたり、血管内カテーテルが挿入されている患者さんではMRSAが発症してしまう確率がグーンと増えてしまうのです。MRSAなどの多くの病原体は手指を媒介して伝播していきますので、手洗いは大変重要な感染対策なのです。

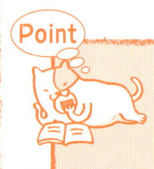

Point

すべての患者の診療の前後には手洗いを行う。

　しかし、実際の医療の現場では、医師や看護師さんは超多忙です。そのような中で、時間をかけて手洗いすることは実務上不可能です。そのため、アルコールによる手指消毒が広く行われており、CDCもアルコール手指消毒を推奨しています[10]。CDCは、①手が肉眼的に汚れていない限り、手洗いの必要はなく、アルコールで手指消毒をする、②手が肉眼的に汚れている場合には石けんと流水にて手洗いする、というように勧告しています。

　実は、この勧告を読んだ時、私は大変迷いました。というのは、それまでスタッフに「すべての診療の前後には必ず石けんと流水で手洗いしましょう」と口を酸っぱくして言っていたからです。それが、「今日からは手洗いは必要なく、アルコール手指消毒で十分です」と変更するわけなので、迷うのは当然だったのかもしれません。しかし、勧告の根拠を理解したとき、私は強く頷きました。その根拠を紹介したいと思います。

　最初に、普通の石けんと流水はアルコールよりも効果が薄いということが理由としてあげられます。実際、手洗いを15秒間しても菌数は1/4〜1/13しか減少しません。30秒でも1/60〜1/600程度の減少です。アルコールで手指消毒す

れば、30秒で1/3,000、1分で1/10,000～30,000に減少します[19]。いっぽう、手指に付着している病原体の数については、隔離病棟の看護師さんの15％が手指に1万個の黄色ブドウ球菌を持ち運んでおり[20]、一般病院の看護師さんの29％が手指に3,800個の黄色ブドウ球菌を付着させていることが明らかになっています[10]。皮膚科病棟の看護師さんの78％が手指に1,430万個の病原体を付着させているという報告もあります[10]。このように、私たちの手指はものすごく不潔なので、石けんと流水の手洗いではあまりにも効果が足りないのです。

　二つ目の理由は、石けんは管理が難しいということです（このことについてはすでに述べたのですが、大切なことなので、もう一度説明させてください）。病院では液状石けんが用いられていることが多いと思われます。そして、ボトルが空になるとほとんどの場合、詰め替えをしています。詰め替えを繰り返していると、ボトルのなかに、次第に水が溜まってきます。すると、緑膿菌が繁殖してしまうのです。緑膿菌は栄養要求性が低いので、水さえあれば増殖できます。ですから、詰め替える前にボトルの内部を流水にて洗ってから乾燥させ

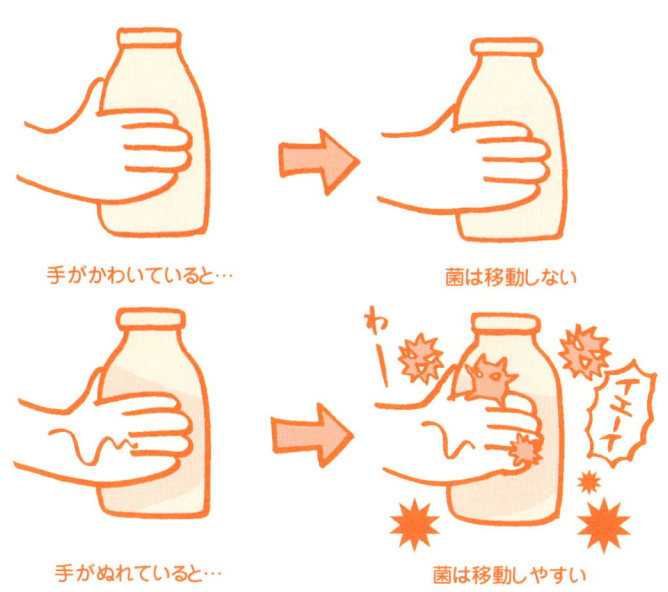

手がかわいていると… 　　菌は移動しない

手がぬれていると… 　　菌は移動しやすい

なければなりません。緑膿菌は乾燥に弱いからです。

　三つ目の理由は、興味深い研究結果から得られました。300ccの瓶の表面に滅菌の布を貼り付けて、そこに、緑膿菌やセラチア菌などを塗っておきます。ここで、その瓶を手で握ってから、滅菌布を貼り付けた別の瓶を握るという実験が行われました。手が乾燥していると菌はほとんど移動しないのですが、手が濡れていると、濡れた部分に菌が付着して移動してしまうのです[21,22]。石けんと流水で手洗いした場合には指と指の間までしっかりと拭き取らないと、そこが感染経路になってしまいます。しかし、アルコールはすぐに乾くので、このような心配はありません。

　四つ目の理由は、集中治療室にて行われた研究です。ここでは、看護師さんがベッドサイドを離れ、手洗い場まで歩き、手を洗ってからベッドサイドに戻るまでに平均62秒を要するという結果が得られました[23]。「一処置一手洗い」と昔から言われていますが、忙しい集中治療室にて手洗いに毎回62秒を費やしていては診療やケアができるわけがありません。実用的ではないのです。しかし、ベッドサイドにアルコール手指消毒剤を設置すれば、時間は約4分の1に短縮できるのです。

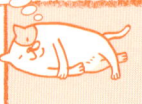

> **Point**
>
> **石けんと流水による手洗いは、手が肉眼的に汚れた場合や蛋白性物質に汚染した場合に行い、基本的にはアルコールによる手指消毒を行う。**

　ときどき、「アルコールを頻用していると手を荒らしてしまうのではないか？ やはり、石けんと流水のほうが手に優しいのではないだろうか？」という質問をいただくことがあります。実は、石けんにはピンからキリまであって、高級品は手に優しいかもしれませんが、安い石けんは必ずしも手に優しくはありません。それよりも、保湿剤が入ったアルコール手指消毒剤のほうが手に優

しいといえます。病院の石けんは安物のことが多いのではないでしょうか？

　炭疽菌やクロストリジウムといった芽胞を形成する病原体の感染者を診療する場合にはアルコール手指消毒よりも石けんと流水のほうがよいでしょう。芽胞はアルコールにても死滅しませんので、洗い流すことが大切です[10]。

インフルエンザワクチン接種の心得

一般人と医療人を見分ける方法

　医学部の学生に講義をするときには、教室の前に数人ずつ出てもらい、私とディスカッションすることにしています。このとき、「君は冬前にインフルエンザワクチンを接種しているか？」と質問します。すると、何人かの学生は「接種していません」と回答します。

　ここで、「どうして接種しないのかな？」と質問を追加していきます。学生は「今まで、インフルエンザになったことがないから」などと答えます。この後の学生と私の会話は次のようになります。

私：「君は今までインフルエンザにかかったことがないから、ワクチンを打たなかったと言っているが、医師の国家試験の前も接種しないのかな？」
学生：「うーん。国家試験の前には接種するかも…」
私：「どうして、国家試験前には決心が変わるのだろうか？」
学生：「インフルエンザにかかると、国家試験に落ちるから」
私：「国家試験の前にどうしてインフルエンザワクチンを接種するのか、もう一度教えてくれ」
学生：「自分がインフルエンザにかかりたくないからです」

　ここまで来たら、しめたものです。学生に「医師になるための心得」を一発お見舞いすることができるからです。
私：「そうか、君は自分がインフルエンザに罹患しないためにワクチンを接種するのだな。確かに、それは正しい。一般人の回答としては…」

さらに続けて、「医師と一般人を見分けるもっとも簡単な方法は、インフルエンザワクチンの接種についての考え方を聞くことである。一般人は自分のためにワクチンを接種し、医師は患者のために接種する。たとえば、君が将来結婚して、赤ちゃんができたとしよう。そして、新生児室にいる君の赤ん坊を医学部の学生が実習で担当したとする。彼は（彼女は）、今日は何となく熱っぽかったが、実習を休むと単位に響くので、無理して病院に来た。そして、君の赤ちゃんを一生懸命に取り扱った。しかし、この学生がインフルエンザに罹患していた場合にはどうなるのだろう。君の大切な生まれたばかりの赤ちゃんは容易に感染し、重症化し、死亡するかもしれない。その時、君はその学生を許すことができるのだろうか」

　すると、学生はこう答える。「許せないと思います……」

私：「そうだね。我々は免疫力が低下した人々を担当する。決して、彼らへの感染源になってはいけない。インフルエンザワクチンは患者のために接種するということが大切なんだ。よく、『今までインフルエンザに感染したことがな

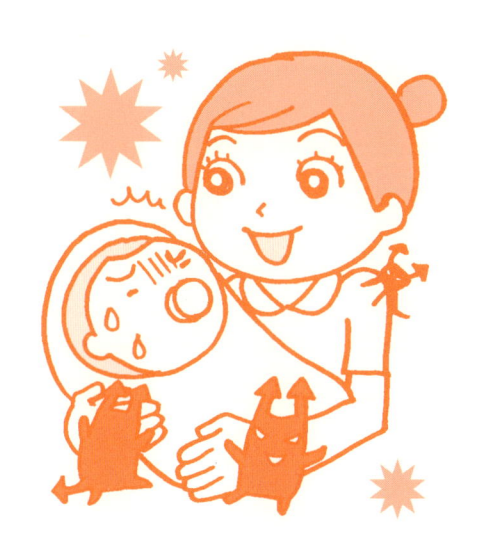

いから』とか『ギランバレーの副作用の報告があるから』などと言って接種しない医師や看護師がいるが、かれらはプロフェッショナルではない。病院実習に行く前には必ずインフルエンザワクチンを接種するようにしよう」

　以上が、インフルエンザワクチン接種の心得と思います。我々医療従事者は必ず接種しなければならないのです[24]。

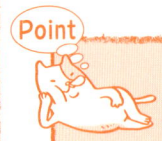

> **Point**
>
> **医療従事者は必ずインフルエンザワクチンを接種しなければならない。免疫不全患者の家族も接種しなければならない。免疫不全の人に濃厚に接触する人はインフルエンザの感染源にならないようにする。**

マスク
ウイルスは乗り物に乗って飛ぶ

　冬の風邪の流行時期にマスクをしている方をよく見かけます。これは、風邪にかからないようにという風邪予防として装着している方と自分の風邪を他の人にうつさないようにしようという心優しい方と思います。最近はアレルギー性鼻炎で使用している人も増えているので、マスクは1年中みかけるようになりました。ここではマスクとウイルスの関係についてお話したいと思います。

　ウイルスのサイズを考えると、「マスクの編み目は大きいのでウイルスのような小さな粒子は簡単に通り抜けてしまう。だから、風邪予防にはマスクは効果が期待できない」などと思ったことはありませんか？　しかし、そういう心配はないのです。

　たとえば、私たちが海外に行くとき、「明日、飛ぶ予定なんです」と言っても、私たちが飛ぶわけではありません。飛ぶのは飛行機です。ウイルスも同様であって、飛沫や飛沫核という乗り物に乗って空中を飛ぶのです。ウイルスが空気の流れに乗るにはある程度の体積が必要なのです。ウイルスは小さすぎて単独では飛ぶことができないからです。私たちは、病原体が乗った飛沫を吸い込むことによって、感染するのです。風邪ウイルスから身を守るにはこの乗り物が気道に入り込むことを防げばよいのです。確かに、マスクの編み目は病原体一つ一つよりも大きいのですが、飛沫よりは小さいため感染予防には有効なのです。

　ここで、マスクの弱点について述べたいと思います。それは、マスクは「濡れると効果が激減する」ということです。マスクの効果は呼吸する空気がマスクのフィルターを通過することで発生します。空気がフィルターを通過しなけ

れば意味がありません。マスクが濡れてしまうとフィルターが水分でつまってしまいます。すると、空気流はフィルターを通過せず、マスクの周囲から漏れ込んでしまうので、マスクの効果はなくなるのです[25]。これは外科用マスクや空気感染予防のためのN95マスクすべてに共通する弱点なのです。

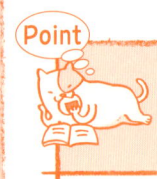

> **Point**
>
> 飛沫予防策には外科用マスクを用いる。
> 濡れたマスクには効果はない。

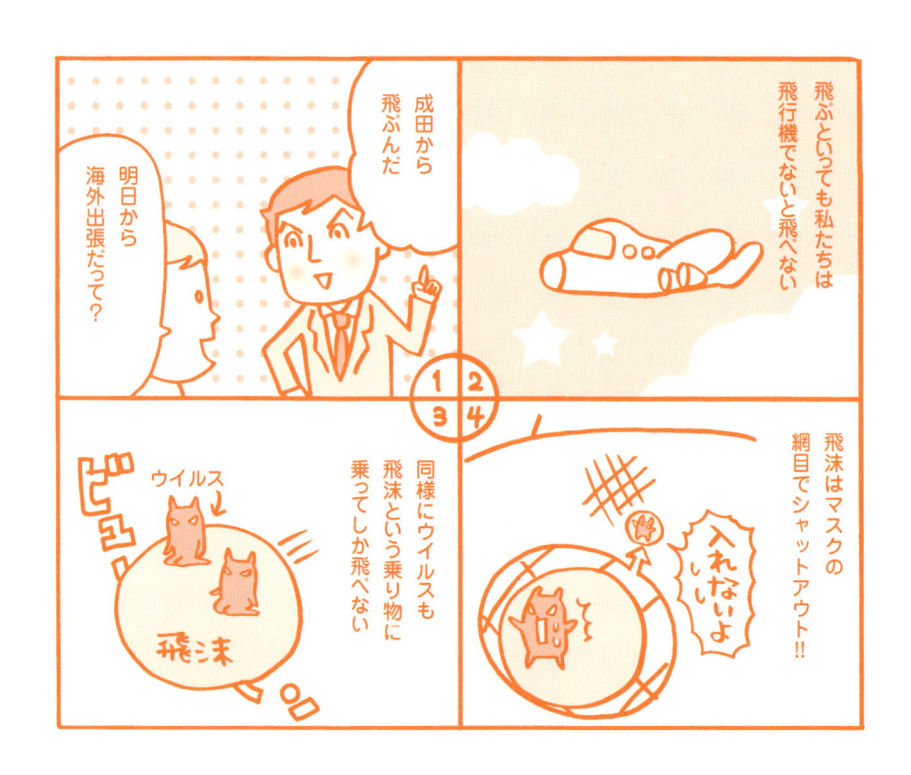

【コマ1】
明日から海外出張だって？
成田から飛ぶんだ

【コマ2】
飛ぶといっても私たちは飛行機でないと飛べない

【コマ3】
ウイルス
同様にウイルスも飛沫という乗り物に乗ってしか飛べない
飛沫

【コマ4】
飛沫はマスクの網目でシャットアウト!!
入れないよ

初級編

ねころんで読める
CDCガイドライン

ペット犬と盲導犬

訓練された犬は健康にも配慮されています

　先日、新聞にペットショップのチラシが入っていました。とても興味深いチラシだったので、今も保存しています。このペットショップには「ビューティサロン」や「ホテル」まで併設されていたので、少し紹介したいと思います。

　ビューティサロンは「ショーカットを習熟したトリマーが小型犬から大型犬さらには猫ちゃんまでお客様のご希望にお答えし、かわいくオシャレに仕上げます」と紹介され、設備としてブロー室、シャワー室、カット室が備えられていました。ここでは、「臆病で心配な子にはオーナー様に見守っていただけるように待合席もご用意しております」と心配性のオーナーやペットへの心遣いも忘れていません。また、「大人気！エステ」では、タラソ（泥）テラピーやシーウィード（海草）テラピーによって、「かわいいワンチャン、ネコチャンを癒します」ということでした。ホテルは「ホテルご利用の方にはペット用ドリンクプレゼント！！」「冷暖房完備」というような行き届いたサービス付きです。

　ペットもとうとう、ここまで来たのかと驚いたのですが、同時に、ペットが家族同様に取り扱われていることから、ペットから人に病原体が伝播する可能性が高くなったなとも思いました。実際、病院感染がペット由来の病原体によるものであったという報告がいくつもあります。医療従事者が自宅のペットが保有している人獣共通病原体に感染して保菌者となり、その病原体が手指に付着して医療施設に入り込んだのです。ある集団感染では、新生児でマラセチア・パチデルマティスというカビ感染が発生しました[26]。このカビは医療従事者の自宅にいるペット犬が保菌していたのです。医療従事者の手指を介して病

院に持ち込まれました。ミクロスポルム・カニスというカビによる集団感染が新生児集中治療室にて発生したという報告もあります[27]。この事例では看護師の自宅の猫がカビの発生源でした。

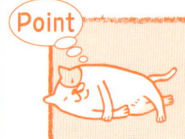

> **Point** ペットが病院感染の原因になることがある。

　このようにペットが病院感染の感染源となったという報告が多数あるにもかかわらず、盲導犬のような動物が病院に立ち入ってもいいのでしょうか？
　身体障害者の生活をサポートする犬を身体障害者補助犬といい、盲導犬、聴導犬、介助犬が含まれます。盲導犬についてはほとんどの人々がどのような仕事をするかご存じのことと思います。もちろん、目が不自由な人の生活を助けるのが仕事であり、日本には約900頭が活躍中です。盲導犬を育てるには約10ヵ月の訓練が必要ということです。
　聴導犬はあまり聞き慣れない補助犬と思いますが、読んで字のごとく、聴覚障害により日常生活に著しい障害がある身体障害者を補助する犬です。ブザー音、電話の呼出音などを聞き分け、その人に必要な情報を伝え、必要に応じ音源への誘導を行います。彼らはユーザーにタッチしてコンタクトするように訓練されています。訓練期間はやはり長期であり、数ヵ月〜1年を要します。日本には約20頭が活動しているということです。
　介助犬については、どのような仕事をするのか私はまったく知りませんでした。彼らの仕事は肢体不自由により日常生活に著しい支障がある身体障害者のために、物を拾い上げて運搬したり、電話をもってきたり、着脱衣の補助をしたり、肢体不自由を補う仕事をしています。訓練期間は約6ヵ月〜1年であり、約40頭が実働しています。
　身体障害者補助犬法という法律があります。この法律には「不特定かつ多数の者が利用する施設を管理する者は、当該施設を身体障害者が利用する場合に

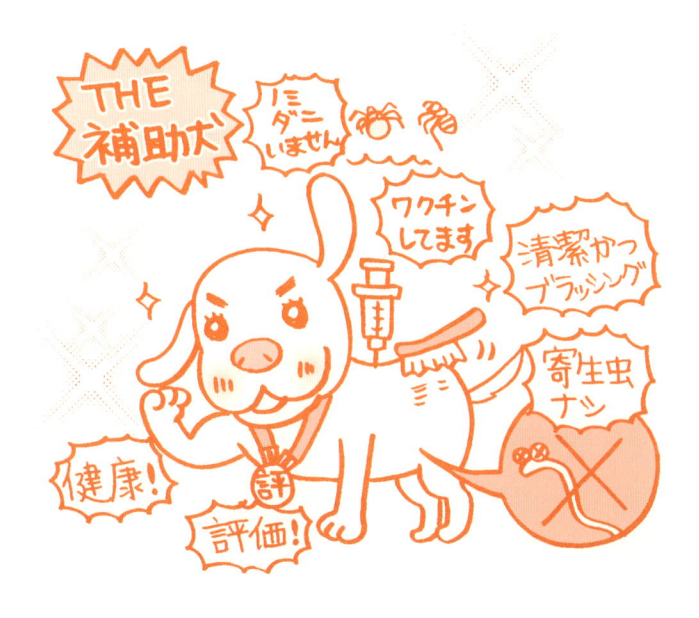

おいて身体障害者補助犬を同伴することを拒んではならない」と記載されています。病院は不特定かつ多数の人が利用する施設なので、病院は補助犬を拒否してはならないということになります。

　身体障害者の方々も病気になることがありますし、友人や家族が入院した場合には見舞いに来られることもあります。そのような状況で補助犬の立ち入りを拒むことはできません。しかしいっぽう、病院には抵抗力が低下した人も多数入院していますし、外来にも受診されています。そのような人たちが人獣共通病原体に感染してしまうようなことは絶対に避けなければなりません。

　実は、ペット犬と補助犬には大きな違いがあるのです。補助犬は、①健康であり、ワクチンや予防処置（フィラリア予防など）が常に行われている、②健康状態や行動が定期的に再評価されている、③腸管寄生虫の定期スクリーニングがされている、④駆虫薬療法が最近完了している、⑤ノミやダニに感染していない、⑥微生物が関連する創や皮膚病変がない、⑦清潔にして十分にブラシをかけられている、といったことが着実に守られている犬なのです[1]。しかも

長期の訓練を受けています。そのため、身体障害者補助犬健康管理手帳も獲得しています。健康かつ清潔でワクチン接種されていて、十分にしつけられ訓練された補助犬が病原体を伝播させる危険性がヒトよりも高いという根拠はありません[1]。

いっぽう、診療や看護の前後に手指消毒をしない医師や看護師が病原体を伝播したという根拠はたくさんあります。それゆえ、感染対策の立場からすると、補助犬は手指消毒が不十分な医療従事者よりも安全であるといえます。ときどき、ペット犬を訓練しておいて、補助犬と言っている人がいるようですが、それは違います。訓練のみでは補助犬にはならないからです。健康にも十分配慮されなければ補助犬ではありません。

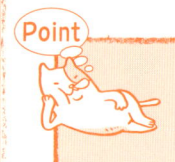

> **Point**
> **医療機関は身体障害者補助犬を受け入れるべきである。**

ここで、補助犬について気をつけなければならないことがあります。病院において補助犬を見かけた場合、可愛いからといってユーザーに無断で触ろうとしたり、声をかけたり口笛を吹いたり食べ物を与えたりしてはいけないということです。補助犬が他のことに気をとられると、ユーザーは大変とまどってしまうからです。彼らは仕事中なのです。

食わず嫌い
まず、食べてみてください

　ときどき、「CDCガイドラインは米国のガイドラインなので、気候の異なる日本に持ち込むことはできないのではないか？」「日本は湿度が高いので、乾燥している米国の病院の対策を日本に持ち込むことには問題がある」といった発言を聞くことがあります。

　私はこのような発言を聞くたびに、次のたとえ話が頭に浮かびます。

　2人の人がこう言った。「私はこの深海魚が嫌いだ！」

　なぜなら、

Aさん：「以前食べたところ、美味しくなかったからだ」

Bさん：「グロテスクなので今まで食べたことがないからだ」

　2人の医療従事者がこう言った。「私はCDCガイドラインが嫌いだ！」

　なぜなら、

Aさん：「以前読んだところ、日本では利用できないと思ったからだ」

Bさん：「今まで読んだことがないからだ」

　すなわち、「CDCガイドラインが日本において利用できるか否かは、ガイドラインを読んで理解した後に判定できるのであって、読む前に判定することはできない」のではないでしょうか？

　気候の異なる米国のガイドラインを日本に持ち込むことはできないのではないかという意見についても大変疑問があります。米国はアラスカからハワイやフロリダまで寒いところから暑いところまでの広範な領土をもつ大国です。日本よりも湿度の高い地域から砂漠地帯まで湿度に関してもさまざまです。米国の気候は日本の気候を十分に含むことができるのではないでしょうか？　日本

のガイドラインは米国では用いることはできないかもしれません。しかし、米国のガイドラインは日本に持ち込むことはできると思います。

　もう一つ明確にしたいことはガイドラインとマニュアルの相違です。よく、「CDCガイドラインをそのまま用いることは問題があるのではないか？」といった意見をいただきます。私も「その通り」と回答します。

　この数年間に国内外の多くの学会がガイドラインを公開するようになりました。このようなガイドラインは数多くのエビデンスに基づいて作成されており、CDCガイドラインがそのきわめつけだと思います。いっぽう、マニュアルは各病院が自施設の状況に合わせて作成するものです。そのため、病院によってマニュアルの内容は異なっています。ガイドラインはマニュアルを作成するための材料であり、マニュアルは実際に診療を行うための手引きなのです。

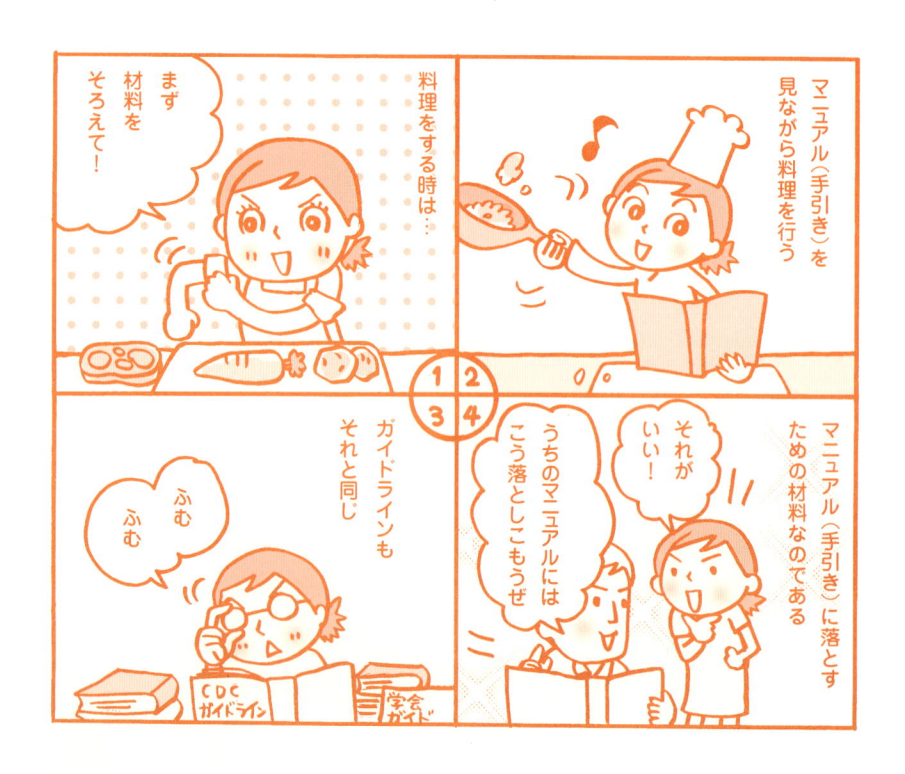

初級編の文献

1) CDC. Guideline for environmental infection control in healthcare facilities, 2003. http://www.cdc.gov/ncidod/hip/enviro/ Enviro_guide_03.pdf
2) CDC. Management of multidrug-resistant organisms in healthcare settings, 2006. http://www.cdc.gov/ncidod/dhqp/pdf/ar/mdroGuideline2006.pdf
3) Hendley JO, et al.Transmission of rhinovirus colds by self-inoculation. N Engl J Med 1973; 288: 1361-1364.
4) CDC. Respiratory hygiene/cough etiquette in healthcare settings. http://www.cdc.gov/flu/professionals/infectioncontrol/resphygiene.htm
5) CDC. Guideline for prevention of surgical site infection, 1999. http://www.cdc.gov/ncidod/hip/SSI/SSI.pdf
6) CDC. Guidelines for preventing opportunistic infections among hematopoietic stem cell transplant recipients, 2000. http://www.cdc.gov/mmwr/PDF/rr/rr4910.pdf
7) CDC. Healthy swimming: Questions and answers for aquatics staff. http://www.cdc.gov/healthyswimming/faq/operators_print.htm
8) CDC. Healthy swimming: How are RWIs spread? http://www.cdc.gov/healthyswimming/how.htm
9) CDC. Guidelines for preventing opportunistic infections among HIV-infected persons, 2002. http://www.cdc.gov/mmwr/preview/mmwrhtml/rr5108a1.htm
10) CDC. Guideline for hand hygiene in health-care settings, 2002. http://www.cdc.gov/mmwr/PDF/rr/rr5116.pdf
11) Moolenaar R. L., et al. A prolonged outbreak of Pseudomonas aeruginosa in a neonatal intensive care unit: Did staff fingernails play a role in disease transmission? Infect Control Hosp Epidemiol 2000;21:80-85.
12) Passaro D. J., et al. Postoperative Serratia marcescens wound infections traced to an out-of-hospital source. J Infect Dis 1997;175:992-995.
13) Foca M.,et al. Endemic Pseudomonas aeruginosa infection in a neonatal intensive care unit. N Engl J Med 2000;343:695-700.
14) Parry M. F., et al. Candida osteomyelitis and diskitis after spinal surgery: an outbreak that implicates artificial nail use. Clin Infect Dis 2001;32:352-357.
15) Baumgardner CA, et al. Effects of nail polish on microbial growth of fingernails: dispelling sacred cows. AORN J 1993;58:84-88.
16) Wynd CA, et al. Bacterial carriage on the fingernails of OR nurses. AORN J 1994;60:796-805.

17) Hoffman PN, et al. Micro-organisms isolated from skin under wedding rings worn by hospital staff. Br Med J 1985;290:206-207.
18) Jacobson G, et al. Handwashing: ring-wearing and number of microorganisms. Nurs Res 1985;34:186-188.
19) Rotter M. Hand washing and hand disinfection [Chapter 87]. In: Mayhall CG, ed. Hospital epidemiology and infection control. 2nd ed. Philadelphia, PA: Lippincott Williams & Wilkins, 1999.
20) Ayliffe GAF, et al. Hand disinfection: a comparison of various agents in laboratory and ward studies. J Hosp Infect 1998; 11: 226-243.
21) Marples RR, et al. A laboratory model for the investigation of contact transfer of micro-organisms. J Hyg (Lond) 1979;82:237-248.
22) Patrick DR, et al. Residual moisture determines the level of touch-contact-associated bacterial transfer following hand washing. Epidemiol Infect 1997;119:319-325.
23) Voss A, et al. No time for handwashing!? Handwashing versus alcoholic rub: can we afford 100% compliance? Infect Control Hosp Epidemiol 1997;18:205-208.
24) CDC. Prevention and control of influenza, 2006. http://www.cdc.gov/mmwr/PDF/rr/rr5510.pdf
25) CDC. Guidelines for infection control in dental health-care settings, 2003. http://www.cdc.gov/mmwr/preview/mmwrhtml/rr5217a1.htm
26) Chang HJ, et al. An epidemic of Malassezia pachydermatis in an intensive care nursery associated with colonization of healthcare workers'/pet dog. N Engl J Med 1998;338:706-711.
27) Drusin LM, et al. Nosocomial ringworm in a neonatal intensive care unit: a nurse and her cat. Infect Control Hosp Epidemiol 2000;21:605-607.

中級編

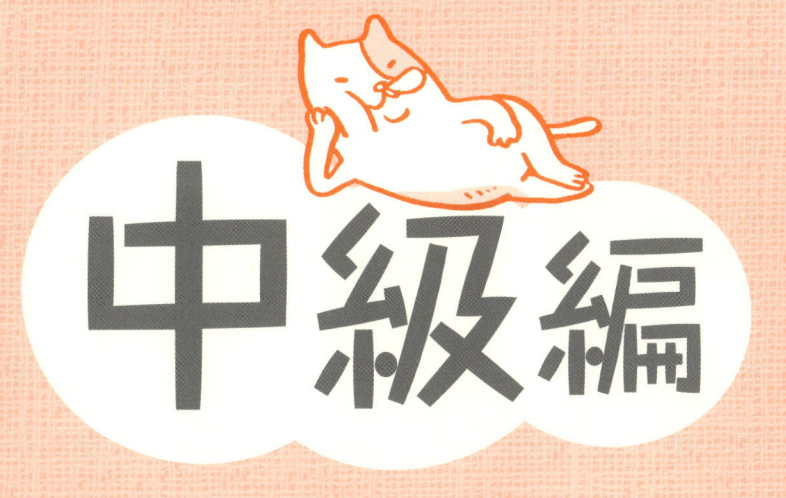

カーペットと道路工事

アスペルギルスに注意！

　車を運転していると道路工事をよくみかけます。また、道路を歩いていると建築中のビルディングに遭遇します。このような状況をみるとき、以前は単に道路工事や建築が行われているとしか思いませんでしたが、今は違います。アスペルギルスが気になるのです。

　アスペルギルスはどこにでも存在するカビですが、道路工事や建築現場では土埃や壁埃などとともに、その胞子が空気中に舞っているのです[1]。抵抗力のある人にとって、アスペルギルスはなんともない微生物ですが、抵抗力が著しく低下している骨髄移植の患者さんなどでは大変問題となるのです[2,3]。

　抵抗力のない人はアスペルギルスの胞子を肺に吸い込むと感染し、そこでアスペルギルスは増殖して、肺感染症となります。その後、全身に飛び散って肝臓や脾臓も巻き込むことがあります。そのため、抵抗力のない人は道路工事や建築現場には近寄らないようにしなければなりません[4]。

　実は、カーペットも大変気になる存在です。カーペットが骨髄移植病棟に敷かれることによってアスペルギルスの集団感染が発生したという報告があるからです[5]。抵抗力が極端に低下しなければ、カーペットはまったく問題ないのですが、抵抗力が低下した人ではカーペットは避けたいと思います。当然のことながら、カーペットを掃除する掃除機も問題となります。掃除機からの排気によって、アスペルギルスの胞子が空気中にまき散らされるからです。

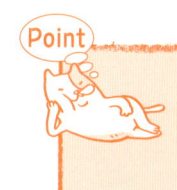

> **Point**
> 免疫不全の人には道路工事や建築現場に近寄らないように教育する。また、移植病室にはカーペットを敷かないようにする。

　それでは、アスペルギルスは免疫不全の患者さん（特に骨髄移植）に重大な合併症を呈する病原体なので、患者さんの喀痰や環境表面などを定期的に培養しなければならないのでしょうか？　実は、症状のないときは患者さんの検体を定期的に培養する必要はないのです。空気や病室の埃の真菌培養も必要ありません。しかし、アスペルギルス発症数のサーベイランスは必要です。特に、病院において建築工事がされている期間では必要です。6ヵ月で2倍以上のアスペルギルス症がみられれば、感染対策のための環境評価を行います[4]。

　少々混乱するような言い回しにしてしまったので、もう少しわかりやすく説明したいと思います。アスペルギルスはどこにでもいるようなカビなので、それを見つけたからといって、必ずしも、それが病気を発生させるとはいえませ

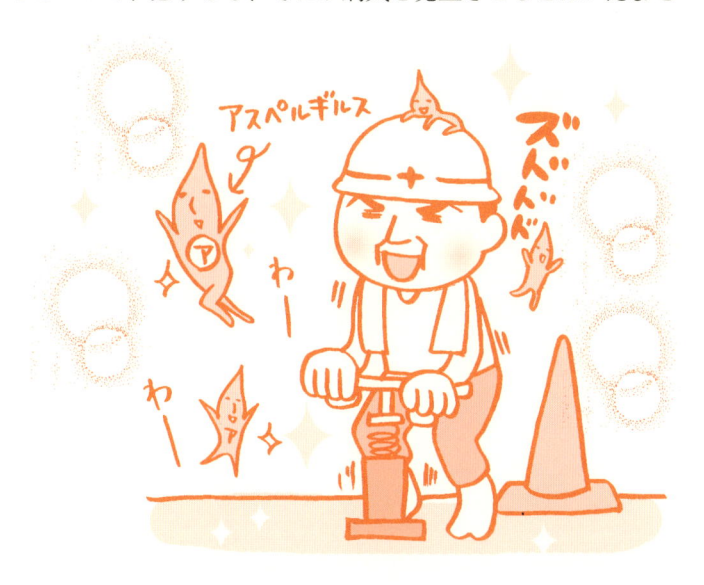

ん。何も起こっていない頃から、培養しても意味がないことなのです。また、実際に見つけたからといっても、環境からアスペルギルスを完全に取り除くことはできません。しかし、アスペルギルス症の発生頻度は常時調べておいて、発症数が増加したら、その原因を突き止める努力をするのです。その場合は、空気中のアスペルギルス胞子の数を極端に増加させてしまう状況が発生したわけなので、環境の評価を行って原因を突き止め、改善させるのです。

病院の内外で建築工事がされていると、埃が舞い上がって、アスペルギルス胞子が空気中に多数浮遊していると考えられます[1]。そのため、工事中は病室に土埃が侵入しないような努力が必要ですし、患者さんにも工事現場に近寄らないよう啓発しておく必要があります[4]。そのような対応で十分であるかを確認するために、アスペルギルス症の発生頻度の調査を強化しておいて、6ヵ月で2倍以上のアスペルギルス症の発症があれば、環境を再評価するのです。

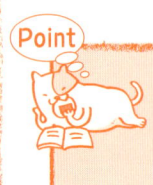

> **Point**
> 環境や患者のアスペルギルスの監視培養は必要ない。しかし、アスペルギルス症の発症数のサーベイランスは必要であり、増加した場合には環境の評価を行う。

結核と飛行機

空気の共有時間で差

　飛行機に乗るといつも考えてしまうことが、結核です。海外への飛行機に搭乗した場合、機内の空気を他の乗客と長時間共有するので、乗客のなかに結核患者が紛れ込めば空気感染してしまうからです。

　実は、感染性結核のある搭乗員や乗客が飛行機に搭乗したという報告が少なくとも6件あります[6]。肺結核の症状があったり、レントゲンで空洞のある塗抹検査（痰をスライドグラスに塗りつけ乾燥させ、チールネルゼン染色という抗酸菌を染める染色を行ってから顕微鏡観察すること）が陽性の患者が搭乗していたのです。そのうちの2件では結核菌は多剤耐性でした。しかも、これらの結核患者は自分自身が結核に感染していることを知っていて帰国して受診するために搭乗したのでした。

　結局、6件のうち2件において機内での結核感染が確認されました。一つは感染していた乗務員から他の乗務員への感染であり、もう一つは乗客から乗客への感染でした。この乗客から乗客への結核感染の事例は結核伝播の特徴を見事に示したものでした[6]。

　肺結核の乗客がホノルルからシカゴ（飛行時間8時間）、シカゴからバルチモア（2時間）の飛行機に搭乗し、バルチモアで友人と1ヵ月生活を共にしました。この月に症状が悪化したため、同じ経路でハワイに帰ったのです（図2）。この患者の往復の4回のフライトに925人の乗客と乗務員が搭乗していたのですが、結核の感染はシカゴからハワイに戻るときにみられました。このフライトの状況は感染源の乗客の症状がもっとも激しく、飛行時間がもっとも長いというものです。往路よりも帰路のと

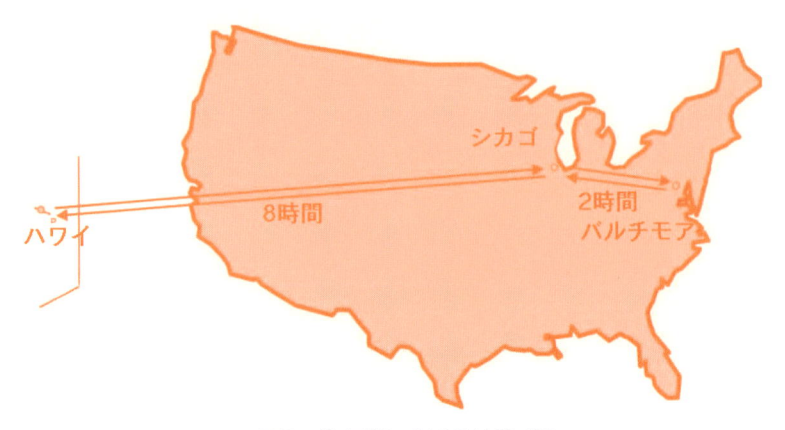

図2. 旅客機における結核感染

きのほうが、発症後の日数が経過しているので、咳症状が強くなり、喀痰からの排菌量が増加しています。そして、シカゴからハワイのフライトのほうがバルチモアからシカゴへのフライトよりも滞空時間が長いのです。結核は咳が強いとか空気の共有時間が長いといった状況で感染しやすくなるのですが、まさしく、そのような状況だったのです。一緒に生活していたバルチモアの友人の子供（生後22ヵ月）にも結核が感染してしまったことはいうまでもありません。一緒に生活するというのは、限られた空間の空気を長時間共有するということだからです。

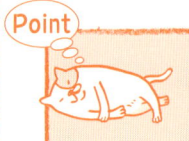

Point

結核は咳の強い排菌患者と空気を長時間共有すると感染する危険性が増大する。

飛行機に搭乗すると、客室乗務員がベルトの使用法などをていねいに説明してくれます。毎回、同じ説明を聞いているので暗記してしまったくらいです。ここで、「結核に感染している可能性のある方は申し出てください」などというアナウンスがあれば最高だなとつねづね思っています。

MRSA
ふだんは無害だが…

　MRSA感染者を受け入れない長期療養型施設や高齢者施設があるため、患者さんを転院できず大変困っている病院がありました。最近はMRSA保菌者や感染者への過剰対応への反省がみられ、次第に沈静化している感じがします。それでもMRSAが現在もなお、病院感染を引き起こすもっとも重要な病原体であることには変わりありません。

　黄色ブドウ球菌を一言で表現すると「体の表面に住み着いた普段はおとなしい細菌」といえます。この細菌はヒトや動物の皮膚、消化管内などの表面に住み着いていて、普段は何も症状がなく、無害です。しかし、怪我などによって皮膚が傷ついたりすると、そこから体内に入り込んで「できもの」や「面疔」などの感染症を作ってしまう細菌でもあります。また、肺炎や敗血症などの重症な感染症や食中毒の原因菌になることもあります。すなわち、黄色ブドウ球菌は普段は体の一部のような細菌ですが、状況によっては「攻めにくい敵」になるのです。

　黄色ブドウ球菌による感染症には、ずーっと昔はペニシリンGのような初期の抗菌薬でも有効でしたが、ペニシリンが普及するにつれて、耐性菌が世界中に広がってしまいました。これに対応するために、メチシリンという「ペニシリン耐性の黄色ブドウ球菌にも効果のある新しいペニシリン」が開発され、使用されるようになりました。しかし、メチシリンが広く使用されていくにしたがって、やはり、これにも耐性である「メチシリン耐性黄色ブドウ球菌（MRSA）」が出現してしまったのです。そして、MRSAも世界中に広がっていきました[7]。

黄色ブドウ球菌は普段から体に住み着いている細菌でもあるので、抗菌薬によって、すべての黄色ブドウ球菌を撲滅することは不可能です。また、そのようなことをしてしまえば、体の健康にもよくありません。MRSAも黄色ブドウ球菌なので、この菌が体（特に鼻腔）に住み着いている人は大勢います。こういった人たちではMRSAはなんら症状を示しません。このことを「保菌者である」といいますが、当然のことながら、保菌者にはMRSAの治療は必要ありません[7]。

　すると、MRSAによる感染症とはどのような状況なのでしょうか？普段はおとなしく体の表面に生息しているMRSAが外傷とか手術などをきっかけとして体内に入りこんでしまい感染症を呈する状態といえます。このような状況では、治療も大変やりにくいものになります。MRSAが体の一部として住み着いている保菌者ではMRSAの治療は不必要ですが、

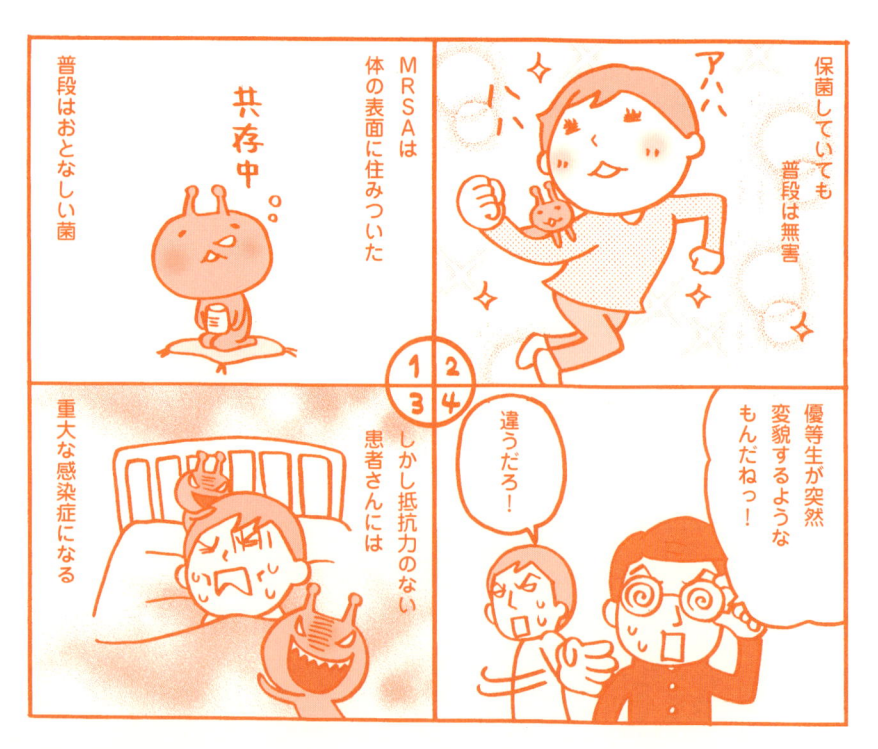

MRSAが何らかの感染症を呈している場合にはMRSA治療が必要になるからです。すなわち、MRSAが病気の原因になっているのか、いないのかを適切に見極めなければならないのです。「保菌者は治療せず、病気の人のみを治療する」という敵と味方の区別が実は大変難しいのです。

バンコマイシンというMRSAに大変有効な抗菌薬があります。最近はほかにもいろいろな新しい治療薬が発売されていますが、これらは大切に使用しなくてはなりません。先ほど述べたように、MRSAが発生するまでの歴史を振り返ると、頻回に使用される抗菌薬には必ず耐性菌が出現します。そのため、バンコマイシンも頻用すれば耐性菌が出てくるのは当然のことなのです。このようなバンコマイシンにも耐性度の高いMRSAを「バンコマイシン低感受性黄色ブドウ球菌」といって、現在の感染事情の中で大問題となっているのです。

したがって、バンコマイシンのようなMRSA治療薬はとても大切に使用しなければなりません。MRSAの保菌者にはバンコマイシンを決して使用してはならないし、たとえMRSA感染症の患者であっても、皮膚消毒や洗浄などで対応できるのであれば、バンコマイシンを使用してほしくないのです。とにかく、とにかく、MRSA治療薬は大切に使用してほしいのです。

MRSAが培養で検出されてもすべてを治療するのではなくて、「治療すべき患者」か「治療が不必要な患者」かを識別する必要があります。そして、それと同時に、MRSAが病院内で伝播するのを防ぐ病院感染対策もとても大切なのです。

病原体が伝播するのを防ぐもっとも有効な方法は「感染経路の遮断」です。MRSAが病院内で伝播する感染経路は医療従事者や患者自身の「手」なので、手指消毒が基本的なMRSA対策となります[7]。MRSA保菌者の体やMRSAが付着している器具などに触れた医療従事者や患者さんの手にMRSAが付着し、その手が別の患者さんに触れることによって菌は伝播します。そのため、MRSAの集団感染がみられた場合には手指消

毒が本当に徹底されていたかどうかを確認する必要があります[7]。手指消毒していると思っていても意外と不十分であったりしますので、集団感染のときには徹底的な確認が必要です。

　MRSAの病院感染対策では、保菌者であってもMRSA感染症の患者さんであっても手指消毒をすれば感染経路のほとんどが遮断できるので、感染対策の基本は手指消毒なのですが、状況によってはガウンテクニック、マスク、さらには隔離が必要となります[7]。たとえば、呼吸器系に感染していて、咳で大量のMRSAを飛び散らかしているとか、手術創部にMRSA感染があり、膿が大量に出ていてガーゼで覆いきれない場合などです。ここでもう一度、強調したいことは、MRSA患者に必ず「ガウンテクニックや隔離」が必要であるということはなく、基本は手指消毒であり、限定した状況でのみ隔離が必要であるということなのです[7]。

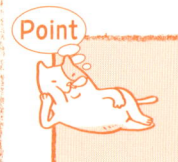

> **Point**
> **MRSAの患者には手指消毒にて対応し、疫学的または臨床的に問題があると考えられる場合に限って、隔離やガウンテクニックなどを実施する。**

　病院感染対策をしていると、患者さんからMRSAが検出されることを多々経験します。そして、患者ごとに状況が異なるので対応に迷うこともあります。たとえば、手術前の患者さんの鼻腔培養からMRSAが検出された場合には、治療してから手術すべきかどうか？ 肺炎の患者さんの喀痰を培養したらMRSAが検出されたので、治療したほうがよいかどうか？ また、隔離すべきかどうか？ といった疑問が次々に湧き上がります。もちろん、MRSAが検出された患者さんすべてを隔離したり、除菌したりすることは過剰対策です。

　ここで、手術予定の患者さんが鼻腔にMRSAを保菌している場合にどうしたらよいのか考えてみましょう。もちろん、すべてのMRSA保菌者

を除菌することは適切ではありません。除菌ではムピロシンが鼻腔に塗布されることになるのですが、ムピロシンが頻用されると、やはり耐性菌が出現してしまうからです。そのため、ムピロシン軟膏は大切に使用しなければなりません。かといって、ムピロシン軟膏が必要な患者に処方されないことも不適切な対応です。

　抗菌薬を大切に使用するというのは、ターゲットを絞って、リスクの高い場合のみに使用するということです。たとえば、特定の手術においてMRSAが発症しやすいということが、病院でのサーベイランスで明らかになっていれば、その手術患者に限ってムピロシンを使用することは適切です。すべての手術患者を除菌するのではないのです。やはり、手術部位感染のサーベイランスは大変重要であると思いますし、サーベイランスが行われていない病院でのMRSA対策はどのようにしているのだろうかとも思ってしまいます。心臓血管外科の手術においてはMRSAの保菌患者でMRSA感染症がみられることがあるので、手術前に除菌することはやむをえないと思います。実際、心臓血管外科の手術では除菌することがMRSA感染症の予防に有用であったという報告があるのです[8]。

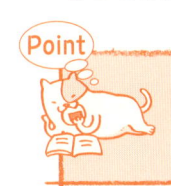

> **Point**
> **MRSAの鼻腔保菌者の手術前の除菌はリスクの高い患者に限定する。**

　肺炎患者の喀痰培養にてMRSAが検出された場合はどうしたらよいのでしょうか？　治療すべきでしょうか？　隔離すべきでしょうか？　ここで問題なのは培養結果は必ずしも起因菌を反映しないということです。培養というのは検体中に何種類かの細菌があった場合、細菌が少数であっても多数であっても、平等に細菌名を提示します。実際に採取されたのが喀痰ではなく唾液であれば、それは口腔内に緑膿菌やMRSAが存在することの証明であって、肺炎の起因菌ということにはなりません。喀痰

が採取された場合、それが良質な喀痰なのか単なる唾液なのかの確認が必要なのです。そのため、グラム染色（グラム陽性菌は紫黒色、グラム陰性菌は桃色に染まる染色法）の結果をぜひとも確認していただきたいと思います。肺炎を示唆している喀痰は好中球が多くて上皮細胞が少ないのですが、唾液は好中球は少なくて上皮細胞が多いのです。

　良質な喀痰がとれた場合に限っての話なのですが、先ほどの患者さんの場合、喀痰中にグラム陰性桿菌が多数あり、グラム陽性球菌がほとんどなければ、肺炎の起因菌は緑膿菌であることが強く疑われます。MRSAについては喀痰を出すときに咽頭や口腔に存在しているMRSAが喀痰の表面に付着しただけの汚染菌であろうということになります。このような場合にはMRSAの治療は必要ありません。

　それでは隔離についてはどうでしょうか？　この患者さんは咳をしていて、その中にたとえ汚染菌であってもMRSAが含まれているわけですから、適切な対応が必要です。咳が激しく喀痰が多い場合は、MRSAを周囲に拡散する危険性が高くなるので、隔離は必要だと思います。この患者さんを担当する看護師さんもマスクをしたり、ガウンをしたりする必要はあるでしょう。しかし、咳がほとんどなかったり、喀痰も吸痰しない限り出てこないならば、周囲への拡散はないと考えられるので、隔離の必要はないと思います[7]。もちろん、何もしなくてもよいということではありません。手指消毒というもっとも重要かつ有効な感染対策の実施は必須です。

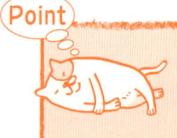

> **Point**
>
> **MRSAが培養されたことは、それが感染症の起因菌であるということではない。治療すべきか否かの適切な評価が必要である。**

ここで、入院時のMRSAの鼻腔培養について考えてみたいと思います。すべての入院患者には培養を実施すべきなのでしょうか？

　すべての患者さんを培養するとなれば、そのための費用は莫大なものとなります。また、長期入院の患者さんではどの程度の頻度で培養するのがよいかについても解決しなければなりません。

　この疑問について、簡単に回答してしまうと、「一般病棟に入院している患者の入院時および定期的な培養は必要ないが、集中治療室や新生児集中治療室の患者には必要である」ということになります。すでに述べたようにMRSAは手指を介して伝播していくので、どの患者がMRSAを鼻腔にもっていようがいまいが、手指消毒をすれば感染経路が遮断できます。それゆえ、基本的にはどこの病棟であっても、手指消毒が十分に行われていればよいのです。

　しかし、集中治療室や新生児集中治療室では入室時および定期的な培養が必要です。それは、「集中治療室で新しい患者がMRSAを獲得するもっとも重要な要因は集中治療室での保菌者の割合である」「オランダの集中治療室では、『判別・隔離されていない患者』からのMRSA伝播の頻度は『判別・隔離された患者』の38倍であった」という研究結果があるからです[9]。そのため、(新生児)集中治療室ではどの患者さんがMRSAを保菌しているかということを確認しておいたほうがよいと思います。もちろん、MRSA保菌者を見つけ出した場合には手指消毒で対応します。すべての患者さんを除菌したり隔離したりする必要はありません。

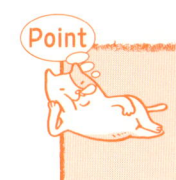

> **Point**
> 一般病棟の患者の鼻腔のMRSA培養をルチーンに行う必要はないが、(新生児)集中治療室では入室時および定期的に培養する。

それでは、MRSAの集団感染が発生した場合にはどうしたらよいのでしょうか？　この場合には、その区域のすべての患者さんの培養を実施します。一般病棟ではMRSA感染症を疑ったときには培養するものの、保菌者を見つけ出すための培養は実施しませんでした。しかし、集団感染のときには、保菌者が原因となっている可能性があるので、とにかくすべての患者さんが培養の対象となります[10]。そして、MRSAが検出された場合には、それらの菌が同一なものか否かを抗菌薬感受性パターンやパルスフィールド電気泳動法（電気によるDNAの移動が始まった後に電流を短時間止め、異なった方向から再び電気を流すゲル電気泳動であり、長いDNA分子を解析できる）などにて確認します。このような対応によって集団感染の本当の原因が追及できるのです。もちろん、培養結果が判明するまでには日数を要しますので、手指消毒の徹底を再確認しますし、必要であれば、期間を限定して、すべての処置に手袋を装着するということも有用な手段です。

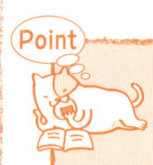

> **Point**
> **MRSAの集団感染が発生した場合には、MRSA発症者のみならず、保菌者も見つけ出すために、その区域のすべての患者および関連職員の鼻腔培養を実施する。そして、検出されたMRSAの関連性を調査する。感染経路を遮断するために手指消毒の強化や期間限定の手袋装着が必要となる。**

　ときどき、医療従事者の鼻腔培養が必要かという質問を受けることがあります。これについては「必要ない」と回答したいと思います[7]。たとえ鼻腔に保菌していても、その医療従事者が手指消毒を十分に行っていれば、感染源にならないからです。もし、鼻腔培養して、MRSAが検

出された場合にはどうするのでしょうか？ その医療従事者を患者ケアから外すのでしょうか？ 感染源とはなっていないにもかかわらず、ケアから外すというのは人的資源からいっても大きな損害です。それではムピロシンで除菌するのでしょうか？ 実際に除菌しても半年もすれば約半数の人の鼻腔にMRSAが検出されてしまいます。そこで、再び除菌するのでしょうか？ そして、半年後にもう一度…。

　このような対応はムピロシン耐性菌を作り出す温床となってしまいます。どうしても医療従事者の鼻腔培養をするというのであれば、その頻度はどの程度でしょうか？ 年に1回ではまったく意味がありませんし、半年に1回でも足りないでしょう。それでは、隔週に培養？ すべての職員に？ もう、どうしようもなく莫大な費用が消耗されてしまいます。そして、頻回に培養される病院職員の精神的負担も計り知れないものとなります。こういったことから、病院職員の鼻腔のルチーン培養はすべきではないということになります。ただし、集団感染が発生した場合には、職員が感染源になっている可能性がありますので、関連職員の鼻腔培養は実施する必要があります。

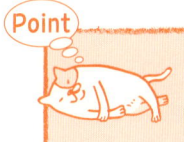

> **Point**
> **医療従事者の鼻腔のMRSA培養を定期的に実施する必要はない。**

手術時手洗い
アルコール製剤による手に優しい手洗いへ

　昔は手術時の手洗いではブラシに消毒剤をつけて、指先から肘までゴシゴシ擦っていました。途中でブラシを替えて、また、ゴシゴシ。

　すると、両腕の皮膚が次第に赤くなってヒリヒリしてきたものです。研修医のときは、少し手洗い時間が短いと「手洗いが不十分！」と先輩医師や厳しい看護師さんから怒られたこともあります。

　しかし、最近はその状況が大きく変化してきました。「ブラシはいらない」「時間のかけすぎはよくない」といった一昔前では信じられないような変化ぶりです。これは手洗いによって皮膚が荒れると、そこに病原体が多数住み着いてしまい、感染源になってしまうことが明らかになったからです。ブラシでゴシゴシでは当然のことながら、皮膚を痛めてしまいますし、手洗いの時間が長すぎるのも手荒れをひどくしてしまうのです。

　このようなことから、最近はブラシを用いないアルコール手指消毒剤による手に優しい手洗いに移行した病院が増えてきました。アルコール製剤を肘から先端にまんべんなく塗りつける方法です[1]。確かに、このほうが手に優しいと思います。

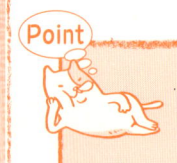

> **Point**
> 手術時手洗いはアルコールにて行い、5分未満で完了する。手術時手洗いにはブラシを使用しない。

このようにすると、手洗いの仕上げがアルコールになるので、滅菌水などまったく意味がなくなります。もともと、手術時の手洗いに滅菌水など不要なのですが、アルコール手指消毒の推奨によって、滅菌水の必要性は完全に消失してしまったのです[12]。

　よく、「滅菌水」といいますが、これは正確に表現すると「滅菌と信じている水」といえます。水道水を滅菌処理すると塩素がなくなってしまいます。このような水をタンクに保管すれば、細菌が増殖する培地になってしまうのです。滅菌水を培養したところ、何らかの細菌が検出されたなどということを経験した施設もあるのではないでしょうか？　水道水は基準に合った塩素が含まれているので、細菌の増殖はほとんどありません。すなわち、手術室の手洗い水の滅菌処理を中止することによって、「滅菌と信じている水」から「本当に無菌

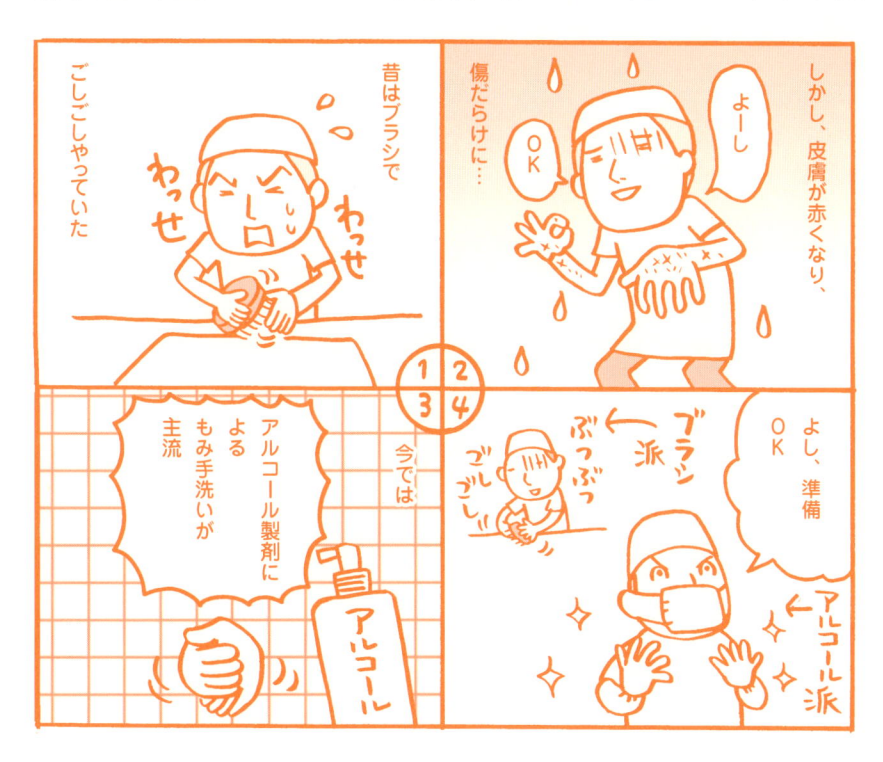

の水」に移行することができるのです。滅菌水の使用を止めると、滅菌水作成用のフィルターの購入が不要となります。すると、莫大な費用が節約可能となるので、病院経営には大変有利なのです。

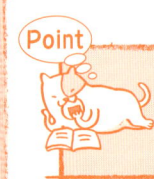

> **Point** **手術時手洗いには滅菌水は不要である。**

　ブラシを止めてアルコール手指消毒に切り替えるといったことは容易と思われますが、実はそうではないようです。医師によっては、「あのゴシゴシが気持ちいいんだ！」「ゴシゴシしている間に精神を統一できる！」などと言っています。私も個人的な快楽や精神統一を犠牲にしてまで感染対策をしたいとは思っていませんので、気持ちいい先生はこれからも気持ちいい手洗いをしていただき、精神統一できる先生はこれからも精神統一して手術を行っていただいて結構と思っています。

酒精綿の単包化など

アルコールは濃度50％以下で殺菌効果が低下

　昔、酒精綿といえば、プラスチック容器に脱脂綿を入れておいて、そこにアルコールを注ぎ込んで作成するものと決まっていました。朝に作るので、午後になるとアルコールが蒸発していて、表面の綿が乾燥していることもありました。このようなアルコールが蒸発したようなものも酒精綿と称して使用していたのです。実は、アルコールが殺菌効果を示すのは濃度が60〜90％であり、50％以下になると効果は急速に低下してしまうのです[13,14]。そのため、濃度が確約できないような酒精綿を「酒精綿」というのは適切ではないと思います。確かに、作成した直後は濃度が60％以上であったかもしれないので、「酒精綿であった綿」というのが本当の表現かもしれません。このような状況だけでも我慢できないのに、さらに、ろくに手も洗っていないスタッフが酒精綿をつかみ、容器の上でアルコールをギュッとしぼるといった行為をみると、とても耐えられるようなものではありません。その容器の中には、スタッフの手指の手垢や細菌が入り込むので、考えるだけでもおぞましい状況でした。

> **Point**
> アルコールが殺菌効果を示すには60〜90％の濃度が必要であり、50％以下になると効果は急速に低下する。酒精綿は清潔かつアルコール濃度が保証されているものを使用する。

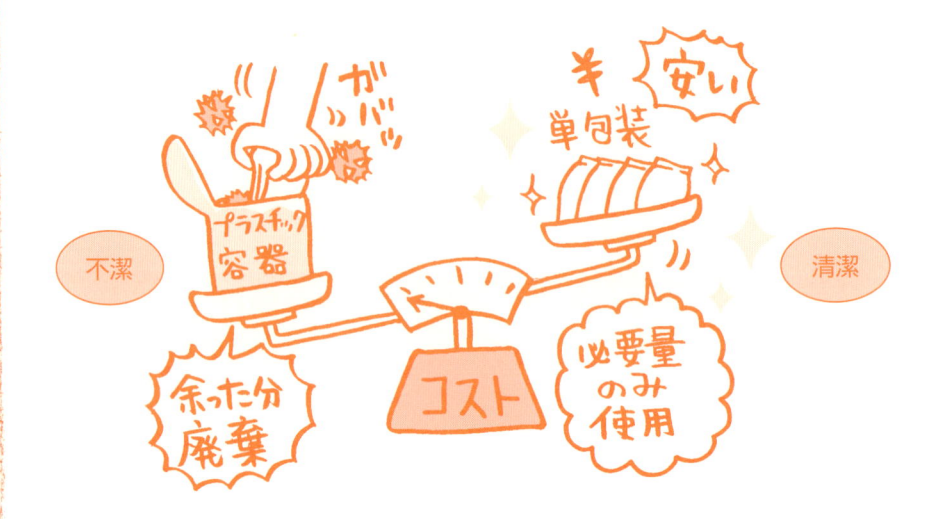

摂子についても「摂子立て」というのが存在し、摂子立てから取り出した摂子を使用した後、汚染しなかったと信じている場合には、その摂子を摂子立てに戻すことが許されたのです。そして、その汚染しなかったと信じている摂子は次の患者に用いられたのです。摂子立てはいつもオープンであり、空気中に浮遊している埃などが入り込むということもあるのですが、そういったことについては考えないことにしていました。このように、摂子の使用法には大変問題があったのです。

　ガーゼについても同じことがいえます。昔はカストの中からガーゼを取り出していたのですが、カストは1日に何回も開けたり閉めたりするので、内部は次第に汚れていきました。しかし、それを清潔と信じ込んでいたのです。

　このような不潔な操作は許されるものではなく、酒精綿、摂子、ガーゼなどは単包装にしたものが用いられるべきだと思います。しかし、ここでコストが気になるのは当然でしょう。実は、コストは増加しないのです。たとえば、酒精綿について考えてみましょう。

　プラスチック容器に入った酒精綿の場合、1日の最後に余ったものは捨てていると思います。さすがに、翌日再び使用することはないと思います。しかし、

このような廃棄はとてもコストがかかるのです。さらに、プラスチック容器から酒精綿を取り出すとき、スタッフは必要な量の酒精綿を取り出すことはありません。多くの場合、ひとかたまりを取り出しています。人によっては、相撲取りが塩をつかみ取るようにガバッと酒精綿をつかみ出します。実際に必要な酒精綿の数倍量を消耗しているのが実状なのです。単包装の場合は必要量しか使用しませんので、無駄はなくなります。

消毒滅菌
鍵はスポルディングの分類

　「MRSAの患者さんのシーツなので消毒は必要でしょうか？」「B型肝炎ウイルス感染者の下着なので熱湯消毒が必要ですか？」などという質問を受けることがあります。もちろん、「そのような消毒は必要ありません」と答えるのですが、その根拠が大変重要なので、ここで説明したいと思います。

　最初に、「滅菌」「消毒」「洗浄」の定義を確認したいと思います。これらの意味を誤って理解していると誤った対応をしてしまうからです。まず、「洗浄」ですが、これは病原体を殺すのではなく、有機物や汚れを物理的に除去することを目的した処置です。実際には、通常の洗剤や消毒剤を含んだ洗剤を用いています。「滅菌」は病原体を完全に除去・破壊することを目的とした処置で、オートクレイブなどの処置が行われています。「消毒」は滅菌と洗浄の中間に位置しており、高水準、中水準、低水準の3段階に分けられています[1]。

　いっぽう、私たちが日常用いている医療器具も3つに分類されます。「クリティカル器具」「セミクリティカル器具」「ノンクリティカル器具」です[15,16]。「クリティカル器具」は患者さんの体内に直接挿入されるようなメスやカテーテルなどであり、これらの器具には滅菌が必要となります。「セミクリティカル器具」は粘膜に接触する内視鏡や気管支鏡などであり、滅菌またはグルタラールなどを用いた高水準消毒を行います。「ノンクリティカル器具」は健康な皮膚に接触する車いすとか松葉杖などです。これは洗浄で十分です。

　実は、このような考え方は非常に大切なことなのです。滅菌、消毒、洗浄は器具が誰に使用されたかによるものではなく、これから何に用いられるのかによって決まることなのです。MRSAの患者さんに用いた何とかだから消毒した

とか、B型肝炎の患者さんに使用した何々だから滅菌したという対応は適切ではありません。誰に使用したかという過去には関連しないのです。どうですか？ とてもスマートな考え方ではありませんか？ このような考え方を「スポルディングの分類」とよんでおり、感染対策の基本的な考え方の一つなのです。

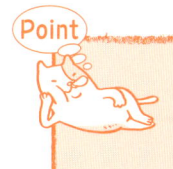

> **Point**
> クリティカル器具は滅菌、セミクリティカル器具は高水準消毒、ノンクリティカル器具には洗浄を行う。どのような患者に使用したかは関係しない。

　ときどき、一次消毒という言葉を聞くことがあります。これはB型肝炎患者の血液が付着した鑷子などはあまりにも危険なので、病棟のグルタラールをたっぷり入れた容器に血液が付着した医療器具を漬けるといった対応です。このような対応は一見して大変有用な感じですが、実は「有害無益」なのです。

　滅菌も消毒もどちらも適切に行うためには、その前の十分な洗浄が不可欠です。適切な滅菌とは「滅菌処理」のみでは不十分なのです。「十分な洗浄後の滅菌処理」が必要なのです。消毒も同様です。「消毒処置」のみでは消毒できません。「十分な洗浄後の消毒」が必要なのです。医療器具の表面に血液や蛋白などが付着したままで、消毒処理や滅菌処理しても処理は不十分になります。消毒や滅菌処理の前にはこれらの蛋白などを十分に取り除かなければならないのです。

　グルタラールをたっぷり入れた容器に血液が付着した医療器具を漬けるといった対応について考えてみましょう。血液が付着したままの鑷子などをグルタラールに漬け込んでも薬剤は器具の表面に十分に到達できません。そればかりか、血液が付着した医療器具をグルタラールにつけた場合、血液が器具の表面に凝集してしまうので、以後の洗浄が困難になってしまうのです。また、グルタラールには粘膜障害、皮膚炎、鼻出血、喘息などの副作用もあるのです[17,18]。

　グルタラールを用いた一次消毒の問題は、取り扱う医療従事者の健康障害だ

けではなく、滅菌処理が不十分な器具による病院感染もあるのです。さらに、グルタラールは高価な薬剤ですので、病院にも経済的な負担を強いることになります。したがって、一次消毒はぜひとも中止していただきたいと思います。

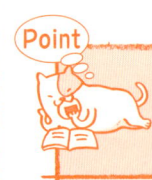

> **Point**
> **使用した医療器具の一次消毒は有害無益である。**

三方活栓

リスクが高く、廃止されつつある器具

　今は昔のことになってしまいましたが、浜松医療センターでは、病棟で点滴ラインの側管から薬剤を注射するときに三方活栓を用いていました。そのときは、三方活栓の蓋を開けて注射し、その後、その蓋を再び三方活栓に戻していたのです。少量の注射液の場合は、すぐに蓋を戻すことができるので、問題ないのですが、抗菌薬などを点滴する場合にはその蓋をどのように管理するかということで困ったものです。

　蓋を使い捨てにすればよいのですが、意外と高価なのです。そのため、使い捨てにはできないので、酒精綿（当時はプラスチック容器のなかで大量に作成していた不潔な酒精綿でした）に包んで、ベッドサイドにおいていました。完全に包んで保管することはできないので、実際には「酒精綿の上におかれた蓋」という記述が正しいでしょう。蓋は小さいので、私たちが操作するときに、その内側に触れてしまうことがあります。それでも酒精綿でゴシゴシと蓋の内側を擦るとなんとなく清潔になった感じがして安心してしまったものです。

　毎回の滅菌処理が必要であるということで、中央材料室で滅菌している病院もあると思いますが、この「滅菌処理」というのがくせ者です。これもまた「滅菌と信じた処理」というのが適切ではないでしょうか？というのは、三方活栓の蓋のような表面に凸凹が多い器具は再生できないからです。滅菌処理するためには、その前に十分な洗浄が必要です。表面に付着した血液や蛋白を完全に洗い流すことが必要なのです。洗浄が不十分な状態で表面に蛋白や血液が残ってしまった場合、滅菌処理しようとしても不十分になってしまいます。どの患者がB型肝炎ウイルスのような病原体に感染しているかなど確実にわかる

ものではありません。そのような患者の血液が付着している可能性がある三方活栓の蓋を、滅菌が不十分なまま別の患者に用いるということはきわめて危険なことなのです。

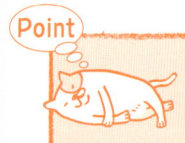

> **Point**
> **表面が複雑な器材は十分な洗浄ができないので、再滅菌は不可能である。**

　このようなことから、多くの病院が三方活栓を廃止するようになってきました。それと同時に、ニードルレス閉鎖式輸液システムが導入されるようになってきたのです。当院でも三方活栓を病院全体で利用しなくなりました。もちろん、手術室において心臓血管手術などで大量輸血が必要な状況では一時的に三方活栓を用いることもありますが、手術が終了して集中治療室に戻るときには三方活栓は取り除くようにしています。

　三方活栓を全面廃止してから、かなりの年月が経過したのですが、現在は大変興味深い状態となっています。それは、若い看護師さんは三方活栓の使い方を知らないのです。学校を卒業してからすぐに当院に就職した看護師さんは三方活栓を利用した医療を知りません。レバーをどちらに倒したら、どのように溶液が流れるかを知らないのです。したがって、浜松医療センターでは「若い看護師は三方活栓の使用法を知らない。知っているのは年輩の看護師だけ」といった状況となっているのです。実際、主任以上の年齢でないと三方活栓の使用経験はないと思いますし、あと数年もすれば、看護師長のみが三方活栓の経験があるといった状況になるのでしょう。

　三方活栓は血管内カテーテルや輸液への病原体の侵入口となっています。三方活栓の汚染は頻回にみられ、その確率は45～50％といわれています[19]。カナダのトロント小児病院では移植病棟において、三方活栓を使用せず、ニードルレス閉鎖式輸液システムを導入したところ、中心静脈カテーテルに関連した敗血症が半減したと報告しています[20]。

> Point

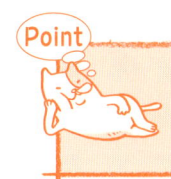

三方活栓は45〜50%の確率で汚染している。

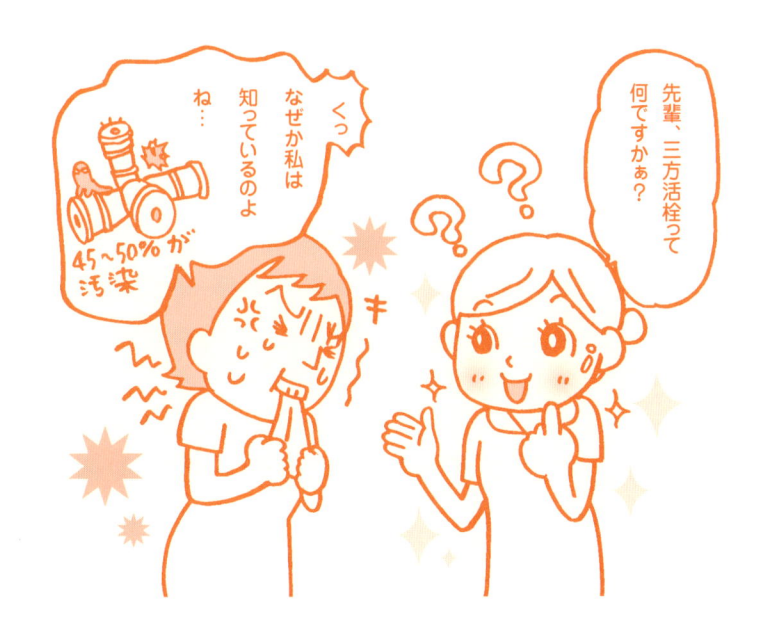

先輩、三方活栓って何ですかぁ？

くっ なぜか私は知っているのよね…

45〜50%が汚染

三方活栓

ヘパリンロック
と生食ロック
同じロックでも違う役割

　末梢静脈カテーテルを用いて抗菌薬などを点滴するとき、患者さんに何回も針を刺すことは気の毒に感じます。血管が細くて、なかなかうまく血管に刺すことができないときなど、なおさらです。こういった場合、多くの病院ではヘパリンロックが実施されているのではないでしょうか？　ヘパリンロックは生食にヘパリンを混入させて、それをカテーテルの中に入れることによって血液が凝固しないようにする手技です。ヘパリンは抗凝固作用のある薬剤ですので、大変理論的な方法かと思います。

　しかし、最近は生食のみのロックでもよいのではないかという議論があります。これは、末梢静脈カテーテルがどのように詰まってしまうのかということを考えると、やはり理論的にも正しいと思います。カテーテルが詰まるためには、血液が逆流しなければなりません。カテーテル内に逆流する血液がなければ、どうしても詰まることができないからです。このような逆流を防ぐ方法が生食ロックです。

　具体的には、生食をカテーテル内にゆっくり注入するのですが、注入したあとに注射器を引き離すとカテーテル内が陰圧となり、血液が逆流してしまいます。そのため、逆流しないように生食をゆっくり注入しながら注射器を引き離すという手技です。とにかく、カテーテル内が陰圧にならないようにすればよいのです。このような生食ロックの有効性を示す報告は数多くあり、エビデンスは十分にあると思います[21-24]。

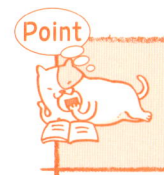

> **Point**
> 血管内カテーテルには生食ロックで十分であり、ヘパリン生食を用いる必要はない。

　とにかく、ヘパリンは薬剤であることを忘れてはならないと思います。頻度は少ないものの副作用として血小板減少や出血傾向などがあります。体内に注入せずにすむ薬剤であれば避けたいものです。以前、ヘパリン生食がセラチア菌に汚染されたため、セラチア菌による敗血症が数人の患者さんに発生し、死亡者が出たという事件がありました[25]。それ以降、ヘパリン生食がバイアル製剤になったものが販売されるようになりました。ただ、ここで考えていただきたいことは、ヘパリン生食の最大の魅力は中に入っている防腐剤であることなのです。一般的にヘパリン製剤には防腐剤が入っていて溶液の汚染を防ぐように設計されています。ヘパリンを注入するときに防腐剤もまたカテーテルに充填されるので、これが大変魅力的なのです。しかし、多くの施設が導入しているヘパリン生食キット製剤には防腐剤が入っていません。

　ヘパリンによる抗凝固作用は最初から期待できず、防腐剤も入っておらず、高価であるということから、キット製剤の使用には大変疑問が残るのです。

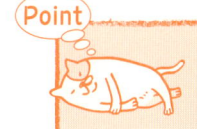

> **Point**
> ヘパリンロックの最大の魅力は防腐剤であり、抗凝固作用ではない。

手術前の感染症検査

患者だけに検査することの矛盾

　ときどき、「手術前の感染症検査には何を検査すればよいのでしょうか？その結果はいつまで有効なのでしょうか？」などと聞かれることがあります。手術前の感染症検査とは一般的にはB型肝炎ウイルス、C型肝炎ウイルス、エイズウイルス、梅毒の4つを指すことがほとんどだと思います。多くの病院では、B型肝炎ウイルス、C型肝炎ウイルス、梅毒は検査していますが、エイズウイルスの検査については保険請求や同意書の問題から躊躇しているようです。

　私は常日頃、これらの検査は実施してはならないし、結果の有効期間など存在しないと思っています。このようなことを言うと、多くの方々から非難されてしまうかもしれません。しかし、この検査を今後も実施していくと、将来的に大変なことになるのではないかと心配しているのです。

　先日、エイズボランティアの方々と話をしていました。話の内容は次の通りです。

ボランティア：「手術のとき、エイズウイルス検査を実施する病院があるのですが、どうしてでしょうか？」
私：「手術のときに、エイズウイルスに感染していることが判明していると、手術スタッフがメスなどで怪我した場合の対応が早くなるからです」
ボランティア：「すなわち、エイズウイルスの検査は患者から手術スタッフへの感染を防ぐことが主な目的なのですね。それでは、エイズウイルスに感染し

ている外科医が患者の体内で自分の指をメスなどで切って出血した場合には患者が感染する可能性があるのですが、手術スタッフが感染しているか否かの検査もしているのですか？」
私：「スタッフに検査をしている病院はないと思います…」

　実は、これは私がもっとも心配していた質問だったのです。感染対策は「患者から医療従事者へ」、「医療従事者から患者へ」、「患者から患者へ」の感染を防ぐことを目的としています。手術患者の検査は「患者から医療従事者へ」のみの対応といえます。このような対応は完全に片手落ちということができます。確かに、B型肝炎ウイルスのキャリアの外科医が手術して、患者さんの体内でメスなどで怪我をしてしまった場合、その医師の血液が患者体内に流れ出てしまいます。B型肝炎ウイルスはきわめて感染力が強いウイルスなので、このような状況では患者さんの生命に危険が発生します。

　すると、手術前の感染症検査は患者および手術スタッフに実施しなければならないことになります。手術のたびに、患者さんとその家族に、スタッフの感染の有無を提示しなければならないといった状況は、ぜひとも避けたいと思います。

　感染対策の基本は「すべての人は何らかの感染症に罹患している」という前提に立つことと思います[26]。感染していたらどうのこうの、感染症陰性ならばどうのこうのというような対応はきわめて不適切と考えます。

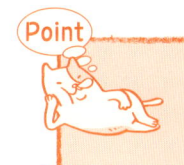

Point

すべての人は何らかの病原体に感染しているという前提に立って対応する。

　ここで、少し話がそれますが、ときどき、「患者がエイズウイルスに感染している場合、どこまで周知させたらよいのでしょうか？ レントゲン技師や検査技師にも連絡すべきでしょうか？」という質問をうけます。主治医は当然の

事ながら、エイズウイルス感染について知っています。担当看護師も感染について知る必要はあるでしょう。それでは、検査技師の人はどうでしょうか？血液を取り扱うので知る必要はあるのでしょうか？レントゲン技師は？？

このような思考をしていると、すべての医療従事者が患者さんのエイズウイルス感染について知る必要が出てきてしまいます。もう、個人情報保護などと言っていられません。

このことについて、以前、エイズ治療について短期留学したときの受け入れ医師であったワシントン州立大学感染症科のデイビット・スパック先生と議論したことがあります。彼の意見は明快でした。それは、「患者がメリットを受けることができる範囲の医療従事者が知るべきである」といったものでした。この意見を聞いて大変すっきりしたことを覚えています。

たとえば、主治医や担当看護師が患者さんのエイズウイルス感染の有無を知ることは、その患者さんにはメリットとなります。発熱や酸素濃度の低下などがあれば、ニューモシスティス肺炎を疑うことができますし、発熱と片麻痺などがあればトキソプラズマ脳症を考慮することができます。しかし、生化学などの検査技師の方が感染の有無を知っても、患者さんのメリットとはなりません。レントゲン技師の方が知ってもほとんど関連しないでしょう。他の病棟の看護師さんが知る必要もないと思います。

このようにエイズウイルスの感染の事実を周知する範囲を設定する場合、「患者がメリットを受けることができるのはどこまでか？」ということを考慮すると判断しやすくなります。

抗菌薬の適正使用

ターゲットの病原菌にピンポイントな薬を

　最近、病院感染対策チームが抗菌薬の使用について制限を加えようとしています。これに対して、「処方権を奪うな！」などと言って抵抗する医師もいます。どうして、制限を加えようとするのでしょうか？　医師は必要だから処方しているはずです。それなのに、制限するというのは納得いかないかもしれません。制限する理由はなんでしょうか？

　それは、抗菌薬には他の薬剤にはみられない特徴があるからです。抗菌薬は環境を変えることができる特殊な薬なのです。たとえば、4人部屋の患者さんの1人が便秘になったということで下剤を処方しても他の患者さんが下痢することはありません。血圧が上昇したということで降圧剤を処方しても隣のベッドの人の血圧が下がってしまうこともないのです。一般的に、薬剤を処方した場合、その効果も副作用も、その薬剤が処方された患者特有のものであり、周囲の患者さんには影響しません。そのため、薬剤を処方した医師は、処方した患者さんのみに責任をもてばよいのです。

　しかし、抗菌薬は違います。ある患者さんに広域抗菌薬を長期間使用すれば、その抗菌薬に耐性の細菌が腸管などに増殖します。そして、その患者さんが別の患者と接触したり、スタッフが不十分な手洗いによって患者間を移動すれば、その病原体は周囲に拡散してしまいます。このように、抗菌薬は環境を変えてしまうのです。そのため、抗菌薬を処方する医師は処方した患者のみならず、「周囲の患者や環境」にも責任をもたなければならないのです。

　病院には自分の環境を守る権利があります。病院には多くの免疫不全の人が入院しています。そのような人々を耐性菌ばかりの病院環境に入院させてはな

らないのです。ですから、病院感染対策チームは抗菌薬の適正使用を願うのです。

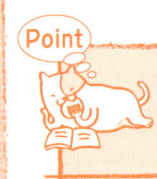

> **Point** 抗菌薬は環境（病院細菌叢）を変化させるので、抗菌薬の適正使用が必要である。

　ここで医師の抗菌薬に関する習性を述べてみたいと思います。医師には普段使い慣れている抗菌薬を処方する傾向があります。たとえば、消化器専門の医師は胆道系への移行が優れている抗菌薬を日頃使用しています。血液専門の医師は緑膿菌もカバーした広域抗菌薬を使用することが多いと思います。もちろん、担当している疾患を考えてみると、このような抗菌薬を選択するのは正し

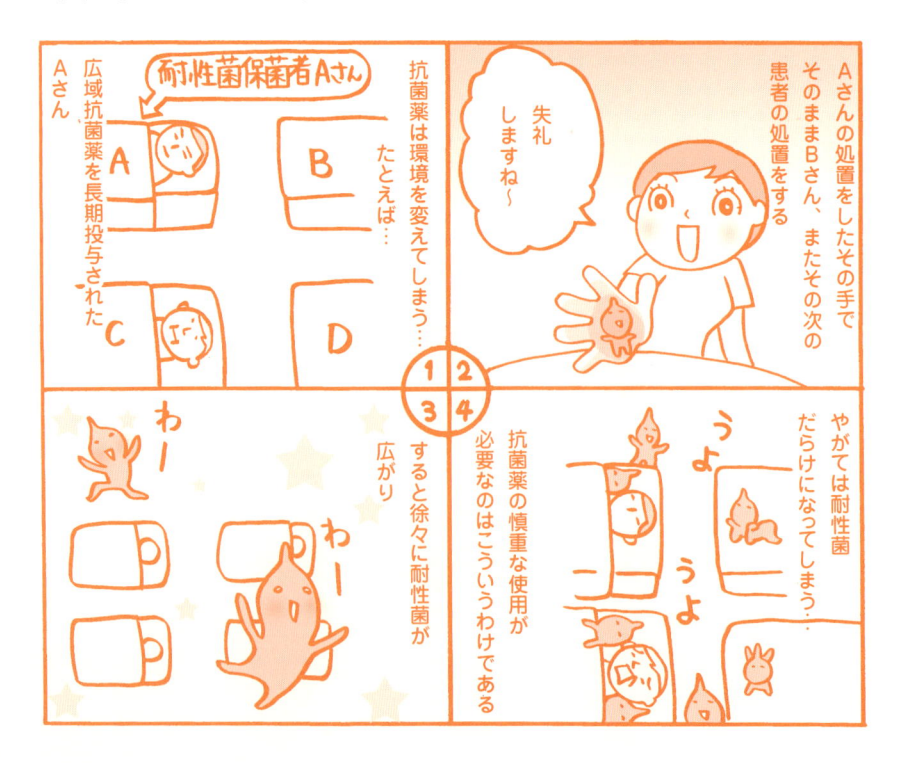

いかもしれません。しかし、問題は「どんなときも使い慣れた抗菌薬を使用してしまう」ということなのです。

たとえば、普段は元気であった人が溶連菌による扁桃炎にて夜間に入院した場合、消化器専門の医師が当直で診療すれば、普段使い慣れている胆道系への移行が優れている抗菌薬を処方し、血液専門の医師が診療すれば、やはり普段使い慣れた緑膿菌をもカバーした広域抗菌薬を処方してしまうのです。どうしてなのでしょうか？ それは、アンピシリンのような狭域抗菌薬の処方経験が少ないとどうしても腰がひけてしまうからです。どのような場合にアンピシリンを使用したらよいかさえ知らない医師もいるかもしれません。

このような状況は病院環境を考えるうえで大変問題です。「緑膿菌をもカバーした広域抗菌薬をいつも処方してしまう医師」が担当する患者の多い病棟では、その抗菌薬の使用頻度が多いので、耐性菌が多くみられる環境になってしまうからです。

抗菌薬の適正使用を行ううえでもっとも大切なことは使用制限ではありません。すべての医師が病原体にターゲットを合わせたピンポイントな抗菌薬を選択できる能力をもつようにするということです[27]。

浜松医療センターでは平成11年に抗菌薬の品目数を半分に減らしました。確かに、このような抗菌薬の品目数の限定については異論もあります。「品目数が多いほうが特定の抗菌薬が多く投与される傾向を避けられる」というのが、その理由だと思います。しかし、病院に多品目の抗菌薬を用意すれば、実際に使用される抗菌薬の種類も増えるというような単純なシナリオにはならないと思います。

普段使用に慣れた薬剤しか用いないという医師の習性を考えると、抗菌薬の数が多くても少なくても関係ないのです。どのみち、いつも処方している抗菌薬を使用してしまうからです。

病院細菌叢に耐性菌をのさばらせない重要な方法は「特定の抗菌薬がルチーンに投与されることを避けること」です。すなわち、耐性菌対策において重要なことは、病院内で使用できる抗菌薬の品目数を増やすことではなく、医師が

自信をもって処方できる抗菌薬の品目数を増やすことといえます。したがって、抗菌薬の品数を増やすことを議論する前に、医師に適切な抗菌薬処方についての情報を提示することが必要であると思います。

> **Point**
> **病院で購入する抗菌薬の種類を多くするよりも、医師が自信をもって処方できる種類を多くすることが大切である。**

剃毛

うさぎ跳びと同じ運命？

　医師が看護師さんに「あの患者に剃毛（ていもう）しておいて！」と依頼したとき、「剃毛って何のことですか？」とまじめに聞き返す看護師さんが増えてくれることを祈っています。もちろん、剃毛という言葉を使用したこともない医師が増えることも祈っています。とにかく、「剃毛」という言葉は、病院から消失してほしいと思っています。私は「剃毛」と聞くと、鳥肌が立つようになりましたが、これは大変よい徴候と思っています。

　「剃毛」とはヒゲブラシとカミソリで毛を剃ることです。これは「毛や毛根は不潔であり、そこが感染源になってしまう」と信じられていたため、毛に付着している病原体による手術部位感染を防ぐことを目的として実施されてきました。しかし、剃毛することによってむしろ感染が増えてしまうという事実が判明したのです。手術の24時間以上前に剃毛すると手術部位感染の発生率は20％もあるのですが、脱毛剤で除毛するか除毛をしないと0.6％で済むのです[28,29]。とにかく、患者さんのためと思って行ってきた剃毛が本当は患者さんにとって有害だったのです。

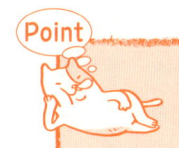

> **Point**
> 手術前の剃毛は行わない。しかし、手術時に邪魔になると判断される体毛については、手術直前に除毛してもよい。

このように正しいと信じて行ってきたことが、実は正しくなかったということはよくあることです。たとえば、私が中学校や高校にいた頃、運動中の給水は絶対タブーでした。マラソンの後などに、水をがぶがぶ飲んでいると、「水を飲むと腹をこわすぞ！」などと体育教師からどなられたものです。

　しかし、現在は運動中や運動後の給水はむしろ必要なものとなっています。野球のピッチャーの肩についても同じことがいえます。現在のピッチャーは投球後にすぐ肩を冷やしていますが（アイシング）、以前は肩を冷やさないようにしていたものです。「うさぎ跳び」もそうです。私が中学校の頃はジャンプ力や足腰を鍛えるための基礎トレーニングとして、うさぎ跳びがよく行われてきました。しかし、最近は体育理論的には不適切な運動ということでほとんどなされていません。

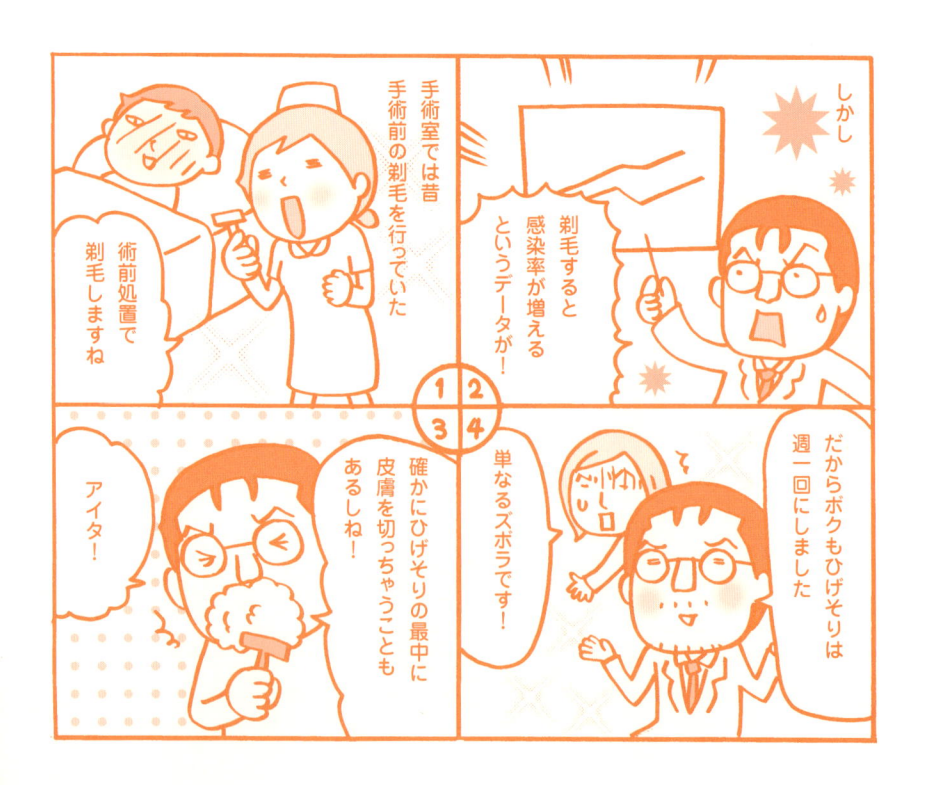

このように昔の常識は今の非常識というようなことがたくさんあり、その一つが剃毛であるといえます。どうしても剃毛をしたい医師や看護師はぜひともうさぎ跳びを300回ほど行って反省してください。

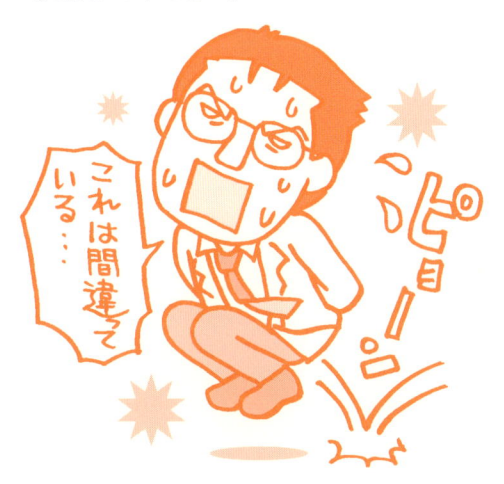

中級編の文献

1) CDC. Guideline for environmental infection control in healthcare facilities, 2003. http://www.cdc.gov/ncidod/hip/enviro/ Enviro_guide_03.pdf
2) CDC. Guidelines for preventing opportunistic infections among hematopoietic stem cell transplant recipients, 2000. http://www.cdc.gov/mmwr/PDF/rr/rr4910.pdf
3) Grossman ME, et al. Primary cutaneous aspergillosis in six leukemic children. J Am Acad Dermatol 1985; 12: 313-318.
4) Carter CD, et al. Infection control issues in construction and renovation. Infect Control Hosp Epidemiol 1997;18(8):587-596.
5) Gerson SL, et al. Aspergillosis due to carpet contamination. Infect Control Hosp Epidemiol 1994; 15: 221-223.
6) CDC. Exposure of passengers and flight crew to *Mycobacterium tuberculosis* on commercial aircraft, 1992-1995. http://www.cdc.gov/mmwr/PDF/wk/mm4408.pdf
7) CDC. Management of multidrug-resistant organisms in healthcare settings, 2006. http://www.cdc.gov/ncidod/dhqp/pdf/ar/mdroGuideline2006.pdf
8) Kluytmans JA, et al. Reduction of surgical- site infections in cardiothoracic surgery by elimination of nasal carriage of *Staphylococcus aureus*. Infect Control Hosp Epidemiol 1996; 17: 780-785.
9) Vriens MR, et al. Are MRSA more contagious than MSSA in a surgical intensive care unit. Infect Control Hosp Epidemiol 2002; 23: 491-494.
10) CDC. Information about MRSA for healthcare personnel. http://www.cdc.gov/ncidod/dhqp/ar_mrsa_healthcareFS.html
11) CDC. Guideline for hand hygiene in health-care settings, 2002. http://www.cdc.gov/mmwr/PDF/rr/rr5116.pdf
12) 厚生労働省医政局. 医療施設における院内感染の防止について. http://www.mhlw.go.jp/topics/2005/02/tp0202-1.html
13) Morton HE. The relationship of concentration and germicidal efficiency of ethyl alcohol. Ann N.Y. Acad. Sci. 1950; 53:191-196.
14) Ali Y, et al. Alcohols. In: Black SS, ed. Disinfection, sterilization, and preservation. Philadelphia: Lippinott Williams & Wilkins, 2001: 229-254.
15) Spaulding EH. Role of chemical disinfection in the prevention of nosocomial infections. In: Proceedings of the International Conference on Nosocomial Infections, 1970. Brachman PS, Eickhoff TC, eds. Chicago IL. American Hospital Association; 1971: 247-254.

16) Spaulding EH. Chemical disinfection and antisepsis in the hospital. J Hosp Res 1972; 9: 5-31.
17) Wiggins P, et al. Epistaxis due to glutaraldehyde expose. J. Occup. Med. 1989; 31:854-856
18) Corrado OJ, et al. Asthma and rhinitis after exposure to glutaraldehyde in endoscopy units. Hum. Toxicol. 1986; 5: 325-328.
19) CDC.Guideline for the prevention of intravascular catheter-related infections, 2002. http://www.cdc.gov/ mmwr/PDF/ rr/ rr5110. pdf
20) Ingram, J, et al. Interlink New Technology for safer venous access, Infection Control Hospital Epidemiology Sept.1995 (Hospital for Sick Children, Toronto, Canada)
21) Ashton ,J, et al.: Effects of heparin versus saline solution on intermittent infusion device irrigation. Heart Lung, 19:608-612,1990.
22) Epperson EL. et al. : Efficacy of 0.9% sodium chloride injection with and without heparin for maintaining indwelling intermittent injection sites. Clin Pharm, 3: 626-629, 1984.
23) Garrelts JC, et al.: Comparison of heparin and 0.9% sodium chloride injection in the maintenance of indwelling intermittent i.v. devices. Clin Pharm, 8: 34-39, 1989.
24) Weber, DR. : Is heparin really necessary in the lock and, if so, how much? Drugs Intelligence and Clinical Pharmacy Annals of Pharmacotherapy, 25:399-407,1991.
25) 医薬局安全対策課長コメント．東京都世田谷区において発生したセラチアによる院内感染が疑われる事案について．http://www.mhlw.go.jp/houdou/2002/01/h0118-4.html
26) CDC. Guideline for isolation precaution in hospitals, 1996. http://aepo-xdv-www.epo.cdc.gov/wonder/PrevGuid/p0000419/ p0000419. asp
27) CDC. Campaign to prevent antimicrobial resistance in healthcare settings. http://www.cdc.gov/drugresistance/healthcare/default.htm
28) Seropian R, et al. Wound infections after preoperative depilatory versus razor preparation. Am J Surg 1971;121:251-254.
29) Hamilton HW, et al. Preoperative hair removal. Can J Surg 1977;20:269-71, 274-275.

上級編

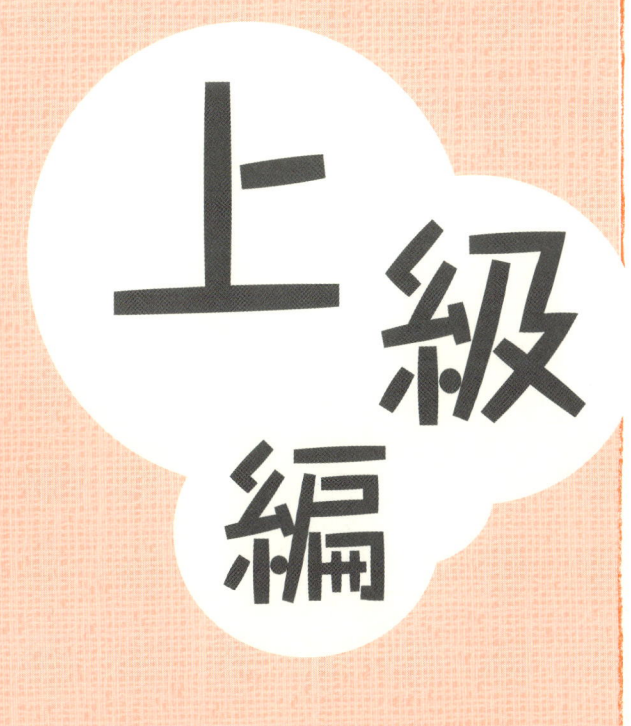

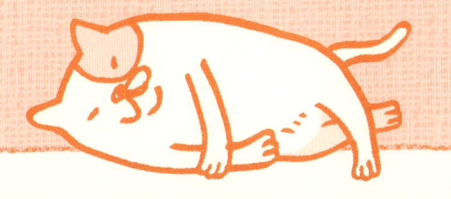

透析室

手術室に近い状況

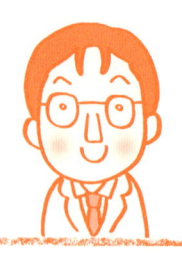

　病院の中で、別世界とはどこかと問われれば、「透析室」と答えたいと思います。透析室は本当に別世界なのです。透析室は病棟ではなく、血液飛散が頻回である特殊な環境であり、手術室に近いといえます[1]。手術室では個室にて手術しますが、透析室では大部屋で数十人が同時に小手術をしているような状況といえます。したがって、透析室での感染対策に一般病棟や手術室の感染対策を持ち込むことはきわめて危険なことなのです。透析室における感染対策は透析室特有のものでなければなりません。

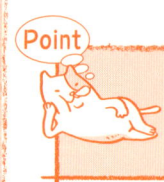

> **Point**
> 透析室は特殊な環境であり、大部屋で多数の患者に小手術を同時に行っている手術室といえる。

　透析室では、肝炎ウイルスが特に問題となるのですが、特にB型肝炎ウイルスが一般病棟とまったく異なる感染経路をもっています。それは、環境表面がおもな感染経路になっているということです[2]。これは一般病棟では普通は考えられないことです。具体的にいうと、透析室ではB型肝炎ウイルスを含んだ血液が透析処置のときに周囲に飛び散って環境表面を汚染することがあります。このウイルスは環境表面に1週間も生き続けることができるので[3]、手袋を交換したスタッフが環境表面に触れれば、ウイルスを手指に付着させてしまいます。その状態で次の患者さんの刺入部に触れて針を挿入すれば、その患者さんは感染してしまうのです（**図3**）[2]。

```
┌─────────────────────────────┐
│    患者AのHBs抗原陽性血液    │
└─────────────────────────────┘
               ↓
┌─────────────────────────────────────┐
│       手袋、鉗子、器械などの表面        │
│ (B型肝炎ウイルスは環境表面に7日間生き続ける) │
└─────────────────────────────────────┘
               ↓
┌─────────────────────────────────────┐
│     新しい手袋に替えてもスタッフが      │
│  環境表面に触ってB型肝炎ウイルスを手に付着させる  │
└─────────────────────────────────────┘
               ↓
┌─────────────────────────────────────┐
│    患者Bの刺入部位にウイルスを付着させる    │
└─────────────────────────────────────┘
```

図3. 透析患者へのB型肝炎ウイルスの感染経路

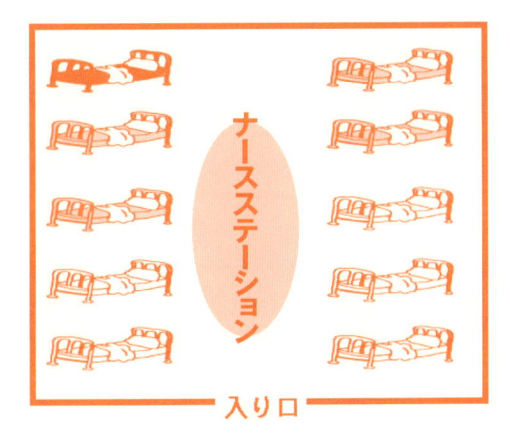

凡例:
- 🛏 ：HBs抗原(+)
- 🛏 ：HBs抗体(+)
- 🛏 ：HBs抗体(-)

B型肝炎ウイルス感染患者の周辺にHBs抗体陽性患者を配置し、B型肝炎ウイルスに感受性のある患者がB型肝炎ウイルス感染患者と環境表面を共有しないようにします

図4. 透析室におけるB型肝炎ウイルス感染患者のベッド配置

このような特殊な感染経路ゆえに、透析室においてはB型肝炎ウイルス感染者に対してはベッドの配置を適切に実施しなければなりません。具体的には、B型肝炎ウイルス感染者のベッドを透析室の片隅に固定して、その周囲にHBs抗原陰性でHBs抗体陽性の患者さんのベッドを配置するのです。そして、感受

性のある患者さんのベッドをその外側に配置します。すなわち、HBs抗体陽性の患者さんをB型肝炎ウイルス感染者と感受性のある患者さんの間の「緩衝」に用いるのです（**図4**）[4]。人を盾にせよといっているのです。ものすごい感染対策だと思いませんか？

　もちろん、B型肝炎ワクチンをすべての患者さんに接種して、感受性のある透析患者を1人でも減らすといった努力も大切です。透析スタッフについては、同一スタッフがB型肝炎ウイルス感染者と感受性のある患者さんを同時に担当してはなりませんが、B型肝炎ウイルス感染者とHBs抗体陽性患者、HBs抗体陽性患者と感受性のある患者さんの同時担当は可能です[4]。

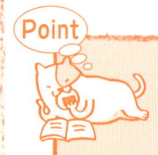

> **Point**
> 透析室ではB型肝炎ウイルスは環境表面をおもな感染経路としているので、ベッド配置には十分に気を配る。また、透析患者にはB型肝炎ワクチンの接種が必要である。

　いっぽう、C型肝炎ウイルスやエイズウイルスでは環境表面は感染経路とならないので、ベッド配置については特に指定はありません[4]。すなわち、いかなるベッドで透析を行ってもかまわないし、同一スタッフが感染患者と非感染患者を同時に担当してもかまいません。B型肝炎ウイルス対策だけでも、とても大変なのに、C型肝炎ウイルスやエイズウイルスまでベッドを固定することは不可能です。

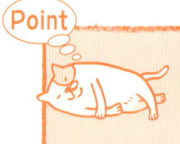

> **Point**
> C型肝炎ウイルスやエイズウイルスに感染している透析患者では、ベッド固定の必要はない。

B型肝炎ワクチン

HBs抗体を獲得していなければ危険

　CDCガイドラインを読んでいるとビックリする記述が多くみられますが、B型肝炎ワクチンもそのうちの一つでした。これには2つのビックリがあります。一つめは病院におけるB型肝炎ウイルスの伝播についての研究結果です。B型肝炎ウイルスに感染した医療従事者を調査したところ、驚きの事実がわかったのです。実は、感染してしまったほとんどの医療従事者は針刺しをしていなかったのです。それどころか、B型肝炎ウイルス感染者を担当したことを記憶していた人は3分の1以下しかいませんでした[5-8]。B型肝炎ウイルスに感染した医療従事者のほとんどに針刺しの既往がなく、大半がB型肝炎ウイルス感染者に接触すらしていなかったのです。

　B型肝炎ウイルスは環境表面に付着した乾燥血液の中で少なくとも1週間は生き続けることができるので[3]、知らず知らずのうちに汚染表面に接触してしまった医療従事者の手や指に手荒れや擦り傷などがあると、ここからウイルスは体内に入り込んでしまうのです。

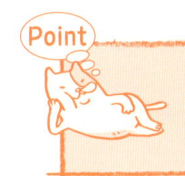

> **Point**
> **B型肝炎ウイルスは環境表面に1週間生き続け、指などの小さな傷から感染することがある。**

　すなわち、病院というハイリスクの環境に長時間かつ長期間勤務する医療従事者は就職前にHBs抗体を獲得していなければたいへん危険なのです。B型肝炎ウイルス対策は針刺しが発生した後に始まるのではなく、就職前に開始され

なければならないのです。そのため、医学部の学生や看護学生が臨床実習に病院に来る前にワクチンは接種されていて、HBs抗体が獲得されている必要があるのです。

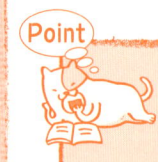

> **Point**
>
> 医療従事者はB型肝炎ウイルスの無自覚な曝露への対応として、B型肝炎ワクチンにてHBs抗体を獲得していなければならない。

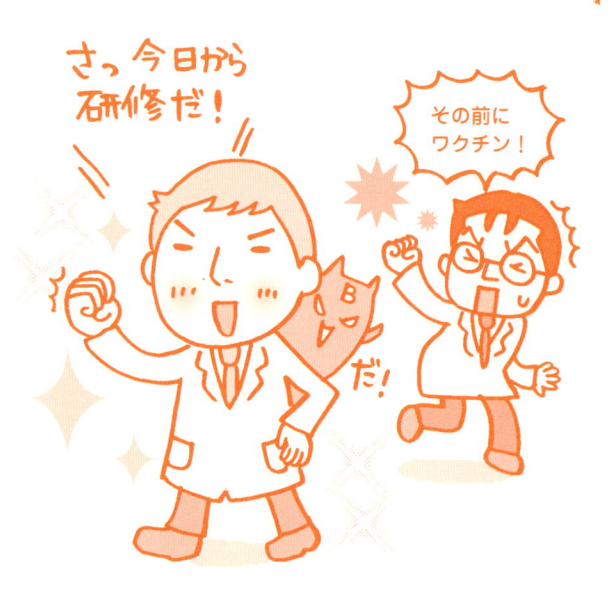

もう一つのビックリはB型肝炎ワクチンの追加接種に関する記述です。B型肝炎ワクチン接種によって獲得されるHBs抗体の抗体価は時間の経過とともに低下し、8年以上経過すると約6割の人で抗体が検出されなくなります[9]。しかし、ウイルスに対する抵抗性は保たれるので[10]、再度ワクチンを接種する必要はないというのです[4]。これには驚きました。

B型肝炎ウイルスは大変感染力が強く、感染した場合には劇症肝炎などの重大な合併症が発生することがあるので、十分な対応が必要です。しかも、知ら

ず知らずの間に感染するかもしれないから抗体を獲得せよと言っていたではありませんか。それなのに、抗体が検出感度以下になっても追加接種は不要というのはあまりにも矛盾しているのではないかと思いました。しかし、ここでもCDCガイドラインはエビデンスに基づいたガイドラインであるということを思い知らされたのです。

B型肝炎ワクチン接種の目的は「急性B型肝炎の発症を防ぐこと」と「B型肝炎ウイルスのキャリアとならないこと」です。この当たり前のことがキーポイントなのです。

B型肝炎ワクチンについては今まで数多くの大きな研究が実施されてきました。医療従事者、男性同性愛者、軍人、エスキモー、医学生といった人々が対象となり、おのおのの研究において調査された人の数は数百人～千人以上といった大規模なものでした[10-12]。そして、観察期間も10年以上というのがいくつもあったのです。これらのすべての研究において、B型肝炎ワクチンによって抗体を獲得した人の中で、誰1人急性B型肝炎にもならなかったし、キャリアにもならなかったのです。これらの人々の相当数がHBs抗体を消失したのですが、大丈夫だったのです。

さらに驚くべきことは、研究期間中にHBc抗体を獲得した人が多数いたことです[10]。B型肝炎ワクチン接種によってHBs抗体は獲得されますが、HBc抗体は獲得されません。HBc抗体が検出されたということは、本物のウイルスが体内に入り込んで免疫応答があったという証拠なのです。すなわち、B型肝炎ワクチンによって一度でもHBs抗体が獲得されれば、ウイルスが体内に入り込んでも心配ないということなのです。しかし、これでは何となく納得できたような、できなかったようなという感じではないでしょうか？

B型肝炎ウイルスに感染した場合、1～6ヵ月の潜伏期（平均3ヵ月）を経過して、肝炎が発症し、それから2ヵ月ほどでやっとHBs抗体が増加してきます。HBs抗体は増加するまで時間がかかるのです。いっぽう、B型肝炎ワクチンによって一度でもHBs抗体を獲得したことのある人にウイルスが入り込んだ場合には、その時点のHBs抗体がたとえ検出感度以下であっても、その刺激によっ

てHBs抗体は迅速（2週間以内）に増加するのです。先ほど述べたように、B型肝炎ウイルスの潜伏期は1～6ヵ月（平均3ヵ月）なので、ウイルスが肝炎を呈する前に、HBs抗体によって防御されてしまうのです[13]。

かなり難しい説明になってしまいましたが、簡単にいうと「B型肝炎ワクチンにてHBs抗体を獲得したことのある人では、年月の経過とともにHBs抗体が感度以下にまで低下したとしても、ワクチンを接種されたことがない人と比べて、完全防衛までの日数が大変短い」ということなのです。

> **Point**
> B型肝炎ワクチンにてHBs抗体を獲得した医療従事者では年月の経過とともに抗体価は低下するが、たとえ検査感度以下まで低下したとしても、ワクチンの追加接種は不要である。

ここで、一つ気をつけなければならないことがあります。これまで述べてきたような「一度、HBs抗体を獲得した人にはB型肝炎ワクチンの追加接種の必要はない」ということは免疫が正常な人についての話なのです。透析患者ではHBs抗体が低下してしまったため、B型肝炎ウイルスのキャリアになってしまったという報告があるのです[14]。透析患者は抵抗力が低下している人たちですし、透析室はB型肝炎ウイルス感染のハイリスク区域です。そのため、透析患者にはHBs抗体価を年に1回は測定し、10mIU/mL以下まで低下した場合はワクチンの追加接種が必要なのです[4,13]。

> **Point**
> 透析患者ではHBs抗体価を年に1回は測定し、検査感度以下まで低下した場合はB型肝炎ワクチンの追加接種を行う。

閉鎖式尿道カテーテル

病原体が回路から侵入しないカテーテル

　尿道カテーテルが挿入されている患者さんをみると、研修医の頃の常識を思い出します。当時は、尿を漏らすような患者さんには尿道カテーテルを挿入し、挿入期間が長くなるとカテーテルや膀胱内に病原体が増殖することを恐れて、膀胱洗浄をしていました。このような膀胱洗浄はほとんど毎日行われており、看護師さんは2人がかりで洗浄していました。膀胱洗浄するためには尿道カテーテルをチューブから引き離し、しかもゲンタマイシン入りの生理的食塩水を注入していたのです。このようなゲンタマイシン入りの生理的食塩水による膀胱洗浄は、多くの病院で当然のこととして行われていたと思います。

　この頃は、膀胱洗浄することや抗菌薬入りの生理的食塩水を使用することは、患者さんを感染から守るために当然のことであると信じられていました。現在、このような医療行為をする病院は皆無だと思います。それは尿道カテーテルに関連した尿路感染についての知識が蓄積されてきたからです[15]。

　病原体はどのように侵入するのでしょうか？ そのルートは二つあります。一つは、コレクションバッグ、カテーテル、ドレナージチューブの結合部が汚染し、ここから病原体が回路内に侵入して、カテーテルの中を登って感染するという経路です。もう一つは、病原体が尿道カテーテル外の尿道粘膜面に沿って膀胱内に移動するという経路です。

　一つめの侵入ルートを阻止する一番よい方法は当然のことながら、病原体が接合部から回路内に侵入しないようにすればよいのです。そのためには、いわ

ゆる閉鎖式尿道カテーテルが有効なのです。閉鎖式では回路が開放されないので、病原体が侵入する部位はなくなります。しかし、膀胱洗浄では回路を開放せざるをえないので、病原体に侵入口を提供することになります。それゆえ、膀胱洗浄は感染対策上、有害な医療行為であるといえます。

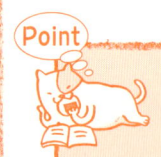

> **Point**
> **尿路感染を減らすためには閉鎖式尿道カテーテルが有効である。膀胱洗浄は回路を開放してしまうため、行ってはならない。**

　二つめの侵入ルートの完全阻止は不可能ですが、侵入される割合を減らすことはできます。それはカテーテルの表面を銀でコーティングすればよいのです。銀コーティングされた尿道カテーテルの上では病原体は増殖しにくいので、たいへん有効なのです。
　このような努力は大切なのですが、もっとも有効な尿路感染予防はカテーテルを挿入しないことです。カテーテルのような異物を長期間体内に挿入すること自体がリスクなので、できるだけ挿入しないようにします。しかし、どうしても挿入せざるをえない場合には挿入期間をできるだけ短くする努力が必要となります。

中心静脈カテーテル

マキシマル・バリアプリコーションの実施は必須

　中心静脈カテーテルを挿入するということは、単に血管内カテーテルを静脈に挿入するということではありません。感染対策的に解説すると、①ハイリスク患者（中心静脈栄養が必要なほどのハイリスク患者）の、②体内に（なんと血管内に、それも中心静脈内に）、③異物を（中心静脈カテーテルを）、④長期間（何日も、少なくとも数時間ではない）、設置するような状況なのです。何という重大な状況なのでしょうか？　それにもかかわらず、中心静脈カテーテル挿入という感染対策上たいへん危険な医療行為が容易に行われてきたのです。もちろん、挿入せざるをえないから、挿入するのであって、挿入するだけの理由があると思います。しかし、挿入するときに、同時に発生する問題もまた十分に考慮する必要があります。すなわち、カテーテル挿入時に動脈や肺臓などを傷つけてしまうといったリスクのみならず、重大な感染が発生する温床を作っているという認識が必要なのです。

　体内に異物を埋め込んだり、異物が存在したりすると感染リスクがたいへん高くなります。手術部位感染について考えてみると、その部位の細菌汚染が組織1グラムあたり10^5個以上になると感染の危険性が著しく高くなります[16]。もし、そこに異物が存在すると、かなり少ない菌量でも感染が発生するのです。たとえば、絹糸が存在すると組織1グラムあたり100個のブドウ球菌で感染が引き起こされることが知られています[17-19]。整形外科の手術において、人工骨頭置換術を実施する場合、整形外科の先生方がとても慎重になるのは納得しま

す。絹糸のような小さな異物であっても、これだけ感染しやすくなるのですから、人工骨頭という大きな異物を設置すれば、患者さんがきわめて感染しやすくなるのは当然のことなのです。これと同様に、中心静脈カテーテルという異物を、中心静脈栄養が必要なほどに衰弱した患者さんの、しかも血管内に設置するのですから、人工骨頭置換術に近い感染予防策が必要であることはいうまでもありません。

　講演会などで「中心静脈カテーテルの挿入時にはマキシマル・バリアプリコーションが必須です」というと、感染担当ナースから「先生方は忙しいことを理由にしてマキシマル・バリアプリコーションを実施してくれないのです。どうしたらよいのでしょうか？」などと質問されることがあります。このような質問を受けると、中心静脈カテーテルと末梢静脈カテーテルを感染対策上同程度にしか考えていない医師がいるのだなあと思ってしまいます。中心静脈カテーテルがいかに感染を引き起こしやすいかということを理解すればマキシマル・バリアプリコーションを実施したくなるはずです。

　マキシマル・バリアプリコーションでは帽子、マスク、滅菌ガウン、滅菌手袋、大きな滅菌ドレープなどを用いて中心静脈カテーテルを挿入するのですが、このような対応によってカテーテル関連血流感染の頻度を減少させることができるというエビデンスがたくさん蓄積されているのです[20]。

　中心静脈カテーテルを挿入するときの状況を思い浮かべてください。最初に、挿入部およびその周辺の皮膚を消毒します。そして、滅菌ドレープを広げて、中心静脈カテーテルなどをその上に置きます。挿入時には医師はこのような清潔な器具の上に覆い被さるようにして処置をすることとなります。医師の顔の表面から落屑がはがれ落ち、白衣の表面に付着した埃などが落下し、消毒済みの皮膚やカテーテルの表面に付着します。カテーテルは患者さんの体内、しかも血管内に長期留置する医療器具です。それが汚染して、血管内に挿入されるのです。このような状況を考えるだけで、マキシマル・バリアプリコーションの必要性が理解できるのではないでしょうか？

　マキシマル・バリアプリコーションを実施せずに中心静脈カテーテルを挿入

するという状況を、もう少しわかりやすく説明したいと思います。歯科治療を受けるとき、私たちは口を大きく開けます。歯科医はマスクして処置をしていますが、もし、彼らがマスクをせず、私たちの口の近くで話しかけた場合、歯科医の口から飛沫が拡散して、口の中に入ってしまいます。また、臭い鼻息や息も口に入ってしまいます。このような場合、どう感じますか？　不愉快でしょう。もちろん、このような歯科医はいませんので、実際には心配ないのですが、健康な人の口の中に、飛沫や鼻息が入るだけで、これだけ不快感があるのです。この不快感は当然のことであり、病原体が飛沫に乗って、口腔内に飛び込んでくるのではないかという潜在的な気持ちがこのような不快感を発しているのかもしれません。

　このような状況を中心静脈カテーテルを挿入する場合に当てはめてください。重症の患者さんの消毒された皮膚や血管内カテーテルに医師の顔の落屑や口からの飛沫が付着したり、衣類の埃が落ちたりしているのです。しかも患者さんは抵抗力が低下しているのです。どうでしょうか？

　もちろん、マキシマル・バリアプリコーションを緊急時まで実施せよとは言っていません。緊急には、挿入を優先していただいて結構です。しかし、無菌テクニックが行われない状況での挿入であるならば、48時間以内にカテーテルを交換しなければなりません[20]。

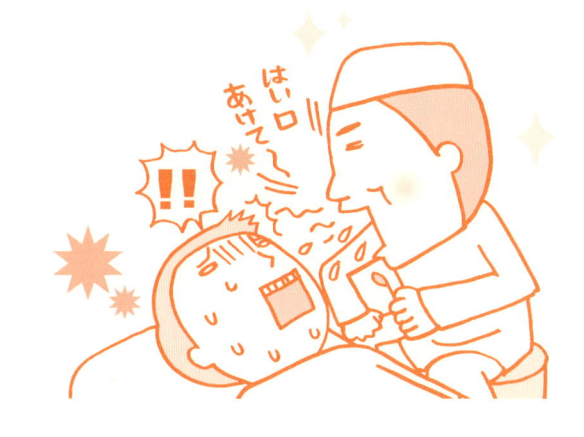

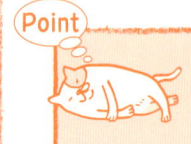

> **Point**
> 中心静脈カテーテル挿入時にはマキシマル・バリアプリコーションの実施が必須である。

　このように中心静脈カテーテル挿入時のマキシマル・バリアプリコーションは感染対策上、大変重要なのですが、カテーテルをどこに挿入するのかという選択も大切です。カテーテル挿入部位に生息している皮膚細菌の数が多ければ、感染しやすくなります。たとえば、大腿静脈に挿入する場合、鼠径部は陰部に近いためか細菌数が多いので、感染率が高くなります[21-24]。また、頸部も発汗が多く、カテーテルの固定が難しいため、やはり挿入部位としては不適切なのです[25-27]。それゆえ、中心静脈カテーテルは頸静脈や大腿静脈よりも鎖骨下静脈や肘静脈に挿入することをお勧めします。ただし、鎖骨下静脈から挿入する場合には鎖骨下動脈や肺を誤って穿刺する危険性があるので、安全についても十分に考慮して挿入部位を選定する必要があると思います。小児では大腿静脈への挿入は合併症が少なく、大腿以外と比較して感染率が同程度なので大腿静脈に挿入してもかまいません[28-30]。

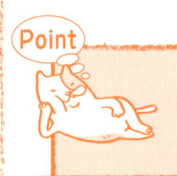

> **Point**
> 中心静脈カテーテルは大腿静脈や頸静脈に挿入することはできるだけ避ける。

　中心静脈カテーテルが感染を誘発する医療器具であるということから、定期的に新しいカテーテルに入れ替える必要があるかどうかということも議論されました。単純に考えると、中心静脈カテーテルを定期的に交換したほうが、交換しない場合に比べて感染が減る感じはしますが、サーベイランスのデータを根拠に検討してみると、定期的に交換しても感染率は低下しません。実際、7日ごとの交換と必要時の交換を比較した研究が2件ありますが、カテーテル関

連血流感染の発生率について差はみられませんでした[31,32]。したがって、感染の頻度を減らす目的だけのために中心静脈カテーテルを定期的に交換する必要はないのです[20]。ただし、不要となった血管内カテーテルは迅速に抜去しなければなりません。

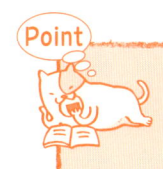

> **Point**
> 中心静脈カテーテルを感染予防の目的で定期的に交換する必要はない。

　カテーテル挿入時の皮膚消毒にはポビドンヨードが用いられることが多いのですが、ときどき、ポビドンヨードを塗布してすぐに、挿入を始める医師がいます。これは大変危険なことなのです。ポビドンヨードが消毒作用を示すまでには時間を要するので、塗布したポビドンヨードが乾燥するまで待つ必要があります。どうしても乾燥しない場合には2分間以上待たなければなりません[33-36]。ですから、気が短い医師はポビドンヨードを使用しないほうがよいでしょう。また、カテーテル挿入部にポビドンヨード軟膏や抗菌薬軟膏を使用しても感染率が低下することはなく、むしろ真菌感染を助長させることになるので、ぜひともやめていただきたいと思います[37]。

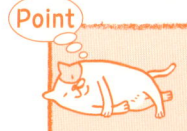

> **Point**
> ポビドンヨードを使用した場合は乾燥するまで待つ。

　カテーテル挿入部を何で覆うのかということですが、滅菌ガーゼまたは滅菌の透明な半透過性ドレッシングが適切です。透明ドレッシングはカテーテルを確実に留めることができるし、カテーテル挿入部を肉眼的に観察することができます。また、ガーゼやテープによる標準的なドレッシングよりも交換回数が少なくてすむので、スタッフの時間を節約することができるのです。ガーゼド

レッシングは2日ごとに交換しなければなりませんが、透明ドレッシングは7日ごとの交換で十分なのです[20]。ただし、発汗が多かったり、挿入部に血液が滲み出ている場合はガーゼのほうが好まれます。

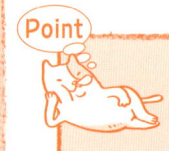

> **Point** 中心静脈カテーテル挿入部位には透明ドレッシングを用いることが望ましい。

結核患者の同室者および面会者
距離と時間が問題

　感染対策を担当していると、入院患者に肺結核が見つかったなどと連絡を受けることがあります。結核であることを知ったときには、数人が曝露してしまっていたということも実際に発生します。とにかく、「後になって、結核であったことがわかった」というのが一番うれしくない状況です。

　たとえば、4人部屋に入院していた患者さんの1人から肺結核が確認されたらどうしたらよいでしょうか？ もちろん、最初から結核であることが疑われていたり診断されていれば、4人部屋に入院していただくことはありません。問題が発生するのは、他の病気で入院していて、咳や発熱が持続するのでレントゲンをとったら、結核であったというような状況です。こういったパターンは感染対策チームにとって、一番つらい状況です。どうしてかというと、同室者ばかりでなく、面会した家族や知人、病棟看護師やクラークなど数多くの人々が結核患者と空気を共有していたからです。もちろん、同室患者がもっとも感染の危険性が高いことは明らかです。空気を昼夜共有していたことと、結核患者からの距離が短いからです。面会者になると感染の機会はグーッと低くなります。空気を共有した時間が数分から数時間と短いからです。担当する看護師や医師は接触回数が多くなり、空気を共有する時間も長くなるので、面会者よりは危険性が高くなります。

　このような状況では同室患者の経過観察は不可欠であるし、状況に応じて、胸部レントゲンやツベルクリン反応を実施する必要があります。そして、感染の危

険性が高い場合にはイソニアジドなどの内服を検討しなければなりません[38]。いずれにしても、曝露が発生した場合には、状況に応じた対策を必ず協議して、どの範囲まで調査や経過観察を実施するのかを決定しなくてはなりません。

　では、このような場合はどうでしょうか？ A子さんの病室の同室者に肺結核が見つかりました。そうすると、A子さんは結核菌に感染した可能性があるので定期検診が必要となります。それでは、A子さんが帰宅した場合にはA子さんから他の家族に結核菌が感染する可能性はないのでしょうか？ 大丈夫なのでしょうか？

　もちろん、大丈夫です。A子さんについては、結核患者と同じ病室に入院していたので、結核菌に感染した可能性はあります。しかし、結核菌に感染した人すべてが結核になるのではなく、9割の人は結核になりません。結核菌に感染しただけで、症状もなくてレントゲンでも正常な人は数多くいます。このような人は結核菌を排出していないので、結核の感染源になることはないのです。すなわち、A子さんが結核菌に感染した可能性は否定はできないものの、結核になったわけではないので、結核菌を他の人にうつすことはないのです。したがって、A子さんが帰宅してもまったく心配ありません。

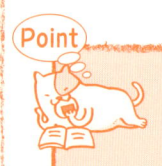

> **Point**
> **結核患者に曝露しても結核を発症していなければ排菌しないので、人に結核菌を感染させることはない。**

潜在性結核感染の治療（化学予防）

「9ヵ月治療」とは「9ヵ月分の量と回数の薬の服用」

　感染性結核（肺結核や喉頭結核で喀痰の塗抹検査が陽性）の患者さんに濃厚接触した人は結核菌に感染している可能性があります。もちろん、感染したからといってすぐに結核になるわけではなく、潜在性に感染しているだけなのです。このような潜在性感染の人が結核を発症しないようにイソニアジドなどの抗結核薬を服用するのが、いわゆる化学予防（予防内服）なのです。

　実は、CDCは「化学予防（予防内服）」という用語は現場を混乱させているので、「潜在性結核感染の治療」という用語の使用を推奨しています[38]。というのは、この治療は「結核菌に感染した人」が結核を発症するのを防ぐものであって、「結核菌に曝露した人」が「結核菌に感染した人」になることを防ぐための治療法ではないからです。「結核菌に感染した人」というのは結核菌に感染したけれど発症していない潜在性感染の人のことですので、このような人々を治療するということから「潜在性結核感染の治療」という用語が適していると言っているのです。「なるほど」と思いませんか？

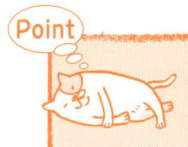

> **Point**
> 結核菌に感染した人が結核を発症するのを防ぐための「化学予防（予防内服）」という用語は誤解を招きやすいので、今後は「潜在性結核感染の治療」を用いるのが望ましい。

「潜在性結核感染の治療」にもっとも頻回に用いられる抗結核薬はイソニアジドです。実際には6ヵ月または9ヵ月の内服が行われています。この場合、多くの医師は「イソニアジドによる9ヵ月の治療はこの薬剤を9ヵ月間服用することである」と思い込んでいるのではないでしょうか？ ここに、問題があるのです。

　CDCは「治療の完了は投与の合計回数に基づくものであって、単に治療期間に基づくものではない」と明記しています[38]。イソニアジドの9ヵ月内服（毎日服用）では多少の飲み忘れや短期間の中断を許すために、12ヵ月間に少なくとも270回の量が処方されることになります。6ヵ月内服では9ヵ月間に少なくとも180回が処方されます。すなわち、「9ヵ月の内服」というのは9ヵ月間服用するという意味ではなく、9ヵ月分の薬（270回分）を服用することなのです。

　毎日服用しなければならないイソニアジドをうっかり飲み忘れ、治療開始から9ヵ月が経過した時点で薬が残っていればそれを飲み続ける必要があります。結局、9ヵ月分の薬を12ヵ月以内に飲み終えればよいといえます。逆に、頻回に服用し忘れている人への「9ヵ月治療」を9ヵ月間で打ち切ってはならないのです。

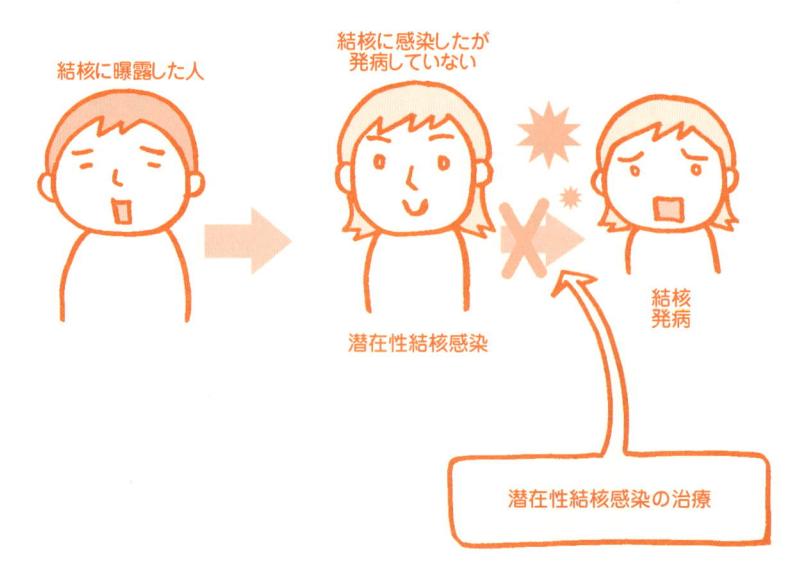

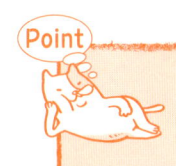

> **Point**
>
> 潜在性結核感染の人にイソニアジドの9ヵ月治療を実施する場合、これは9ヵ月の期間の薬の服用ということではなく、9ヵ月分の量と回数の薬を飲むということである。

　結核対策はきわめて重要な病院感染対策です。正しい理解のもとでの対策でなければ十分な予防はできません。「潜在性結核感染の治療」の用語や薬剤の投与期間について十分に理解しなければならないと思います。

結核の空気感染

結核菌を含んだ飛沫は肺に到達しない

「結核は空気感染しかしません」と言うと、「そんなこと知っている！」と言われる方が多いかもしれません。しかし、再度強調させてください。「空気感染しかしない」と。すなわち、結核は飛沫感染はしないと言いたいのです[39]。これは大変重要なことなので、キッチリと説明したいと思います。その前に、空気感染と飛沫感染の相違を確認させてください。

くしゃみや咳をすると飛沫が飛び散ります。飛沫は5μm以上のサイズで比較的重く、空気中に浮遊できません。飛沫は1m以上の距離を到達でないのです。そのため、飛沫感染する百日咳や風疹に罹患した人に接触する場合には1m以上の距離を保つか、飛沫が自分の気道に飛び込まないように外科用マスクを装着します。

飛沫の水分が蒸発すると、飛沫核が残るのですが、これは5μm未満のサイズで大変軽く、空気中に長時間浮遊することができます。そのため、外科用マスクを装着しても、空気中に浮いている飛沫核がマスクと頬の間の隙間からすり抜けて、気道に吸い込まれてしまいます。これが空気感染です。したがって、空気感染する疾患の患者さんを診療するためには、N95マスクを顔面にピッタリと装着しなければならないのです。

空気感染する病原体は3つに分類されます[40]。それらは、①自然環境において空気感染しかできない病原体（結核）、②自然環境において複数の伝播様式があるが、空気感染がおもな感染経路である病原体（麻疹や水痘）、③自然環境においては別の伝播様式で感染しているが、特別な状況下では空気感染することがある病原体（アモイガーデンの下水のエアロゾルを介して感染した

飛沫核

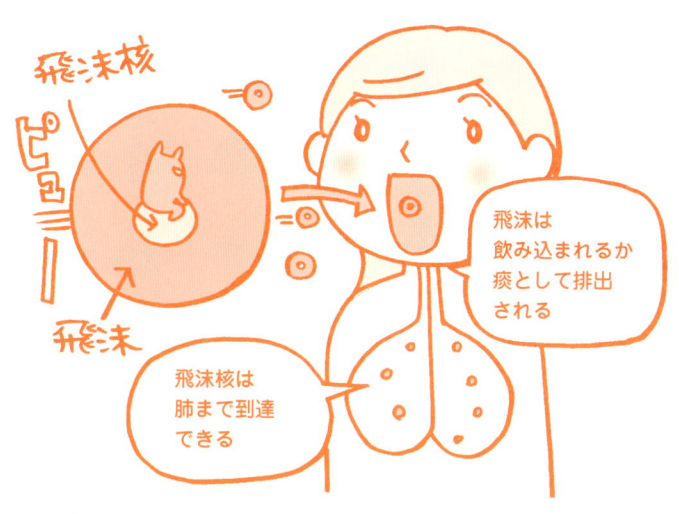

飛沫は飲み込まれるか痰として排出される

飛沫核は肺まで到達できる

飛沫

SARSウイルス）です。

　結核の患者さんは結核菌を含んだ飛沫も周囲に飛散させていますが、近くにいる人がその飛沫を吸入しても、結核菌には感染しません。飛沫は上気道の壁に衝突して粘膜でとらえられ、口腔咽頭部に運ばれて飲み込まれるか痰として吐かれてしまうからです。飛沫は吸入されても肺胞まで到達しないので、結核感染には関与できないのです。いっぽう、飛沫核は肺胞に到達できるほど小さいため、結核菌を感染させることができるのです[39]。

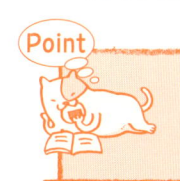

Point

結核は空気感染しかせず、飛沫感染はできない。

　「結核患者が用いたシーツはどのように処置したらよいか？」「結核患者の喀痰が付着した上着は消毒したほうがよいか？」など心配される方がいますが、適切に処置すれば（シーツなどをパタパタ煽ったりしなければ）心配ありません。結核菌は空気感染しかしないからです。そのため、普通の洗濯で大丈夫です。

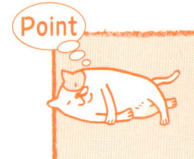

> **Point** 結核患者に用いたリネンなどの処置は普通の洗濯でよい。

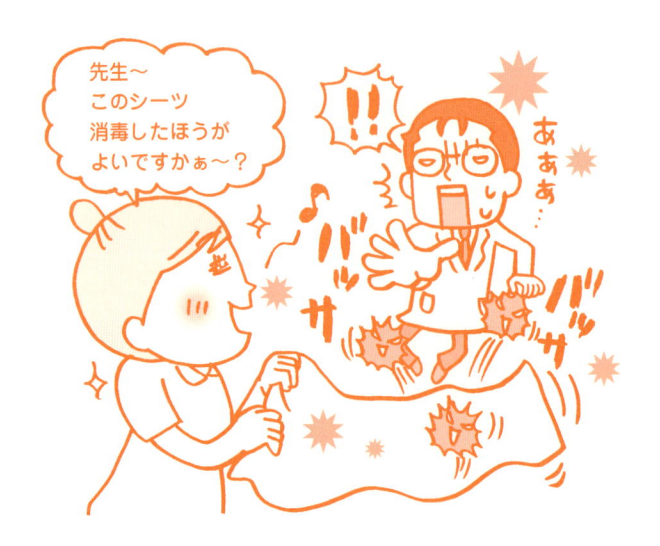

先生〜
このシーツ
消毒したほうが
よいですかぁ〜？

N95マスク

装着すると小走りは無理

　数年前、東南アジアや中国を中心にSARSが流行したとき、テレビで日本のレポーターが現地の状況を報告している画像が映し出されました。このレポーターはSARSが空気感染する危険性があるということで、N95マスクを使用していたのですが、私はこの画像をみたとき、「やはり一般の人がN95マスクを利用することは難しいな！」と思いました。彼は小走りしながらレポートしているため、息をハアハアさせていたのです。そのような状況でN95マスクが装着できるわけがありません。N95マスクは適切に装着すると呼吸が苦しくなり、小走りなどできないからです。私はN95マスクをすると、階段すら上れません。

　N95マスクは適切に使用できて初めてN95です。マスクを適切に使用すれば、$0.1〜0.3\mu m$の微粒子を95%以上除去できますが、そうでなければ、「N30マスク？」「N20マスク？？」になってしまいます。外科用マスクとN95マスクの決定的な相違は、マスクと頬の間隙から空気が漏れるか漏れないかということです。

　空気感染する疾患の患者さんを診療するときには、入室する前にN95マスクが適切に装着されたか否かを「フィットテスト」や「使用者シールチェック」によって確認しなければなりません[39]。「フィットテスト」では被験者がマスクを着用した状態でフードをかぶり、サッカリン入りのネブライザーをフードの穴に入れて、エアロゾルを発生させます。ここで臭気が感じられなければフィットテストは合格です（**写真1**）。「使用者シールチェック」（以前は「フィットチェック」とよばれていました）では陽圧チェックと陰圧チェックがあります。前者では空気を優しく吐き出してマスク内の圧力を上昇させ、マスクの周囲から空気が漏れるかどうかをチェックします。漏れを感じるならば、マスク

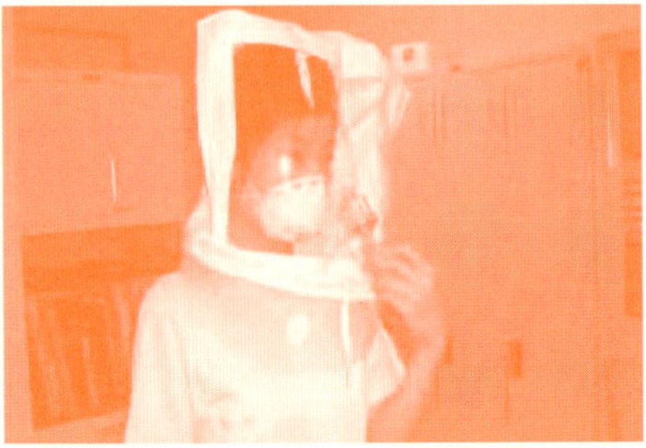

フィットテストではN95マスクを装着してから大きなフードをかぶり、サッカリンを噴霧してその甘みを感じるかどうかを確認します。フィットテストはN95マスクを選択するたびに実施します。(感染対策に必ず役立つエビデンス集〔メディカ出版〕より)

写真1．フィットテスト

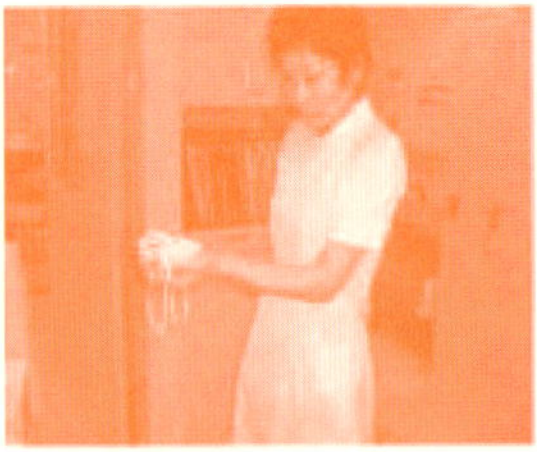

①マスクを手に持ちます。 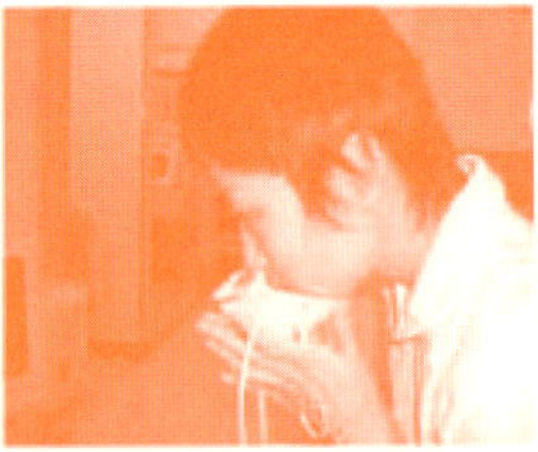 ②マスクで鼻と口を覆います。 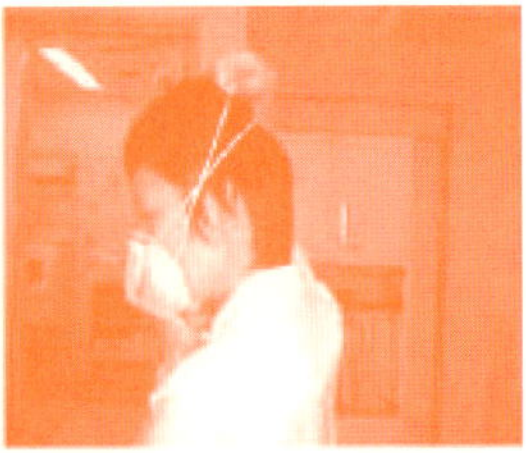 ③ゴムを調整します。

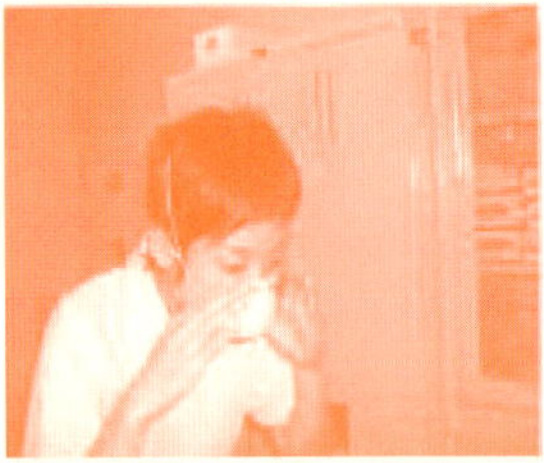

④息を優しく吐きます。鼻の周囲から息が漏れるときは、鼻の金具を調節します。マスクの周囲から息が漏れる場合には、ゴムひもを調整します。 ⑤調整後は改めてシールチェックを行います。 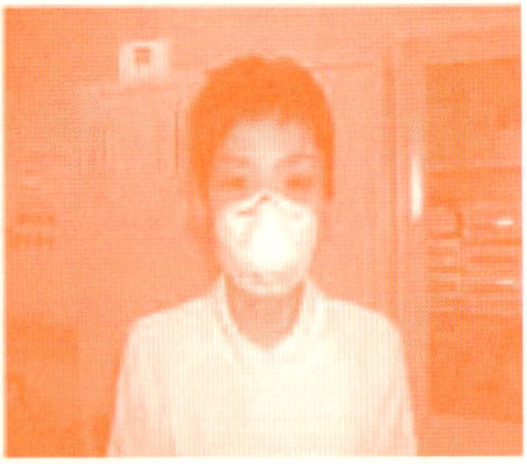 ⑥シールチェック完了です。

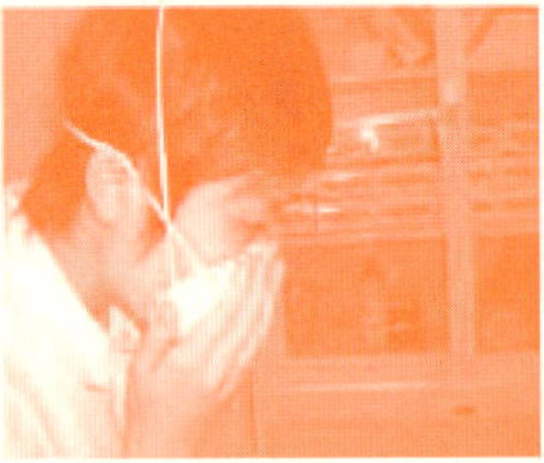

写真2．使用者シールチェック

の位置を再調整します。後者では息を優しく吸い込み、N95マスクが顔面に少し吸い付くかどうかを確認します。吸い付かなければ再調整します（**写真2**）。

フィットテストによってN95マスクが使用者に適切にフィットするか否かを確認できるので、医療従事者は自分にもっともフィットするN95マスクを選び出すことができます。いっぽう、使用者シールチェックはN95マスクを使用する前に、適合具合をチェックするために毎回行う措置なのです。すなわち、フィットテストは医療従事者がいろいろなタイプやサイズのN95マスクの中から、自分に合ったマスクを選び出す手段として用い、使用者シールチェックはやっと探し出してフィットテストが合格したN95マスクの適合具合を病室入室前に毎回確認するために行うのです。

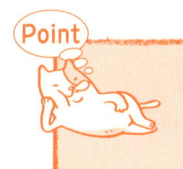

> **Point**
> **N95マスクの適切な使用のためには、フィットテストや使用者シールチェックが不可欠である。**

N95マスクをもっとも頻回に使用する空気感染性疾患は結核ですが、この場合、せっかくフィットテストに合格したN95マスクを毎回の使用後に捨てる必要はありません。N95マスクのフィルターは数週間から数ヵ月間は機能できるので、結核対策では同一の医療従事者が自分のマスクを再使用してもかまわないのです[39]。このようにいうと、「N95マスクを数週間から数ヵ月間使用できるといっても、本当にフィルターが健全なのか心配だ！」という人がいることと思います。そのような心配を解消するために、入室する前に使用者シールチェックを行うのです。

ここで、少し混乱するかもしれない話をしたいと思います。N95マスクは結核患者には何回も使用できますが、SARS患者に用いた場合は毎回使い捨てしなければなりません。すなわち、「N95マスクは何回でも使用できる」のではなく、「結核患者に用いたN95マスクは何回でも使用できる」のです。すでに述べたように、結核は空気感染しかしません。そのため、N95マスクの表面に

付着している結核菌に触れた手指が眼などの粘膜に触っても感染しません。しかし、SARSは違います。SARSは状況によっては空気感染しますが、粘膜などから侵入することもできます。そのため、SARSウイルスに汚染したN95マスクの表面に手指が触れてウイルスが付着し、その手指で眼などの粘膜に触れれば感染してしまいます。そのため、SARSに用いたN95マスクは毎回使い捨てにしなければならないのです[41]。「結核患者に用いたN95マスクは感染源にはならない」けれども「SARSに用いたN95マスクは感染源になる」ということになります。

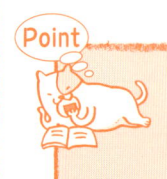

> **Point**
>
> 結核病室で用いるN95マスクは数週間から数ヵ月間利用できるが、SARS患者に用いた場合には使い捨てにする。

　ときどき、建築現場などで作業員が木屑や土埃を避けるためにN95マスクを装着していることがあります。N95マスクが木の粉末などに対して用いられる場合は、粉末は空気中に高濃度に存在しているので、フィルターがすぐに閉塞してしまいます。そのため、このような状況ではN95マスクは複数回使用することはできません。何度も使用した場合にはマスクのフィルターが閉塞しているので、空気はマスクの周囲から流れ込んでしまいます。そのため、一生懸命にマスクしても意味がなくなってしまいます。いっぽう、結核患者に用いた場合には、空気中の飛沫核の濃度は低いので、フィルターが閉塞することはありません。そのため、何回も使用できるのです。

　ここで、忘れてはならないことは、患者さんにはN95マスクを装着させてはならないということです[39]。患者さんがマスクをする場合は外科用マスクが適切です。それには次項の3つの理由があります。

①N95マスクを使用するためにはフィットテストや使用者シールチェックが不可欠である。患者にこれらのテクニックを理解させて実施させることはきわめて困難である。
②咳や呼吸困難のある患者はN95マスクを装着できない。適切に装着すると呼吸が苦しくなる。
③外科用マスクとN95マスクは異なる目的でデザインされている。「外科用マスク」はマスクを装着している人の呼吸器分泌物が空中に散布されるのを防ぐために作られており、「N95マスク」は着用している人が吸気時の空気をフィルターするようにデザインされている。使用目的からすると患者には外科用マスクがもっとも適切である。

Point

結核対策では医療従事者はN95マスクを用い、患者は外科用マスクを使用する。患者がN95マスクを使用することはない。

人工呼吸器の交換頻度

肉眼的汚染を根拠にする理由

　人工呼吸器回路の交換頻度についてのCDCの勧告の根拠を読んでみると、本当に目から鱗というべきものでした。「我々が思いこんでいることと科学的な事実とは異なることがある。そして、それには必ず理由がある」ということがよくわかりました。

　呼吸器回路は数時間の使用で、患者さんの口腔咽頭からの細菌に汚染されてしまいます。そのため、呼吸器回路は頻回に交換したほうがよいのではないかという発想がどうしても浮かんでしまいます。汚染した呼吸器回路の内壁に付着している病原体が患者さんの気道に流れ込まないように、頻回に交換したほうがよいのではないかと思ってしまうのです。日本の多くの病院では、週に1回しか交換していないので、もっと交換回数を増やすべきではないかとも考えてしまうほどです。

　実は、人工呼吸器回路は交換頻度が少なくても人工呼吸器関連肺炎が増加することはなく、むしろ頻回に交換すると感染率が増加してしまうのです。不思議ですね。

　ここで病院感染対策の目的を明確にしたいと思います。当然のことながら、病院感染対策の目的は「病院感染を減らすこと」です。そして、もし感染率が同じならば、コストとマンパワーの節約のための努力をしなければなりません。決して、培養結果にとらわれてはならないのです。

　人工呼吸器回路の交換に関する研究結果を整理してみましょう。頻回に交換

するほうがよいのではと考える人々がいるので、8時間または16時間ごとの交換から検討しなければなりません。このような頻回な交換を24時間に延長しても吸気ガスの細菌汚染率も肺炎の発生率も増加しませんでした[42]。そこで、24時間ごとを48時間に延長したのですが、やはり吸気ガスや呼吸器回路の汚染は増加しないし、肺炎も増加しなかったのです[43]。むしろ、24時間ごとの交換のほうが48時間ごとよりも人工呼吸器関連肺炎をより多く引き起こしたのです[44]。さらに48時間ごとを7日ごとに延長したのですが、やはり肺炎は増加しませんでした[45]。このような研究結果から、1週間に1回の交換が日本において根付いたといえます。

　しかし、その後、驚くべき研究結果が得られました。人工呼吸器回路を無制限に交換せずにいても、肺炎の発生率は7日ごとの交換と同程度だったのです[46]。このようなことから、CDCは「人工呼吸器回路は肉眼的に汚れないかぎり交換する必要はない」と勧告したのです[47]。すなわち、「時間を根拠として交換するのではなく、肉眼的汚染を根拠にしましょう」と言うのです。

　もし、培養マニアがいたら、彼らは何と言うでしょうか？ 培養結果を優先するので、このように言うでしょう。「24時間ごとの交換を12時間ごとに短縮したほうが回路で培養される菌数は減少する」と。さらに、「12時間ごとの交換を6時間に短縮したほうがもっと培養結果が良好であった」と言うに違いありません。その後、いっそう培養研究を押し進めて、「6時間ごとの交換よりも3時間ごとのほうが培養結果では菌数が少ないことが明らかである」と言い、最終的には「3時間ごとよりも1時間ごとの交換のほうが培養される菌量はずっと少なかった」という結論に達するのです。

　このような研究結果から、彼らは「人工呼吸器回路は1時間ごとに交換しなければならない」と言うかもしれません。そんなことをしたら、莫大なコストとマンパワーが消耗されてしまいます。私たちが病院感染対策をする目的はもちろん、病院感染を減らすことなのですが、感染率が同じならばコストとマンパワーの節約のための努力をしなければなりません。決して培養結果をよくすることを目的としていないのです。CDCガイドラインは臨床的なエビデンス

に基づいたガイドラインなのです。

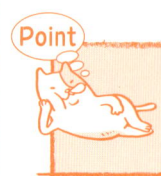

> **Point** 人工呼吸器回路は肉眼的に汚れた場合に交換し、使用日数を根拠に交換しない。

　それでは、どうして頻回な交換のほうが人工呼吸器関連肺炎を発生させやすくするのでしょうか？　それは、人工呼吸器関連肺炎の発生には、「声門の下かつ気管内チューブのカフの上に溜まっている分泌物」が大きく関与しているからです（**図5**）。この分泌物には数多くの細菌が含まれているのですが、挿管されている患者さんでは、気管内チューブのカフの周囲の漏れによって、この分泌物が下気道に流れ込んでしまうことがあります[48,49]。したがって、声門下域の分泌物をドレナージ（吸引による除去）できる背面ルーメンを備えた気管内チューブが有用であることが知られています[50]。また、抜管時のカフの空気を抜く前、またはチューブを動かす前にはカフの上の分泌液を確実に取り除

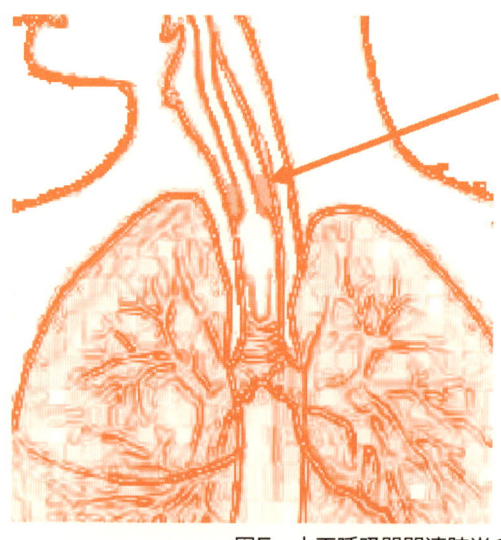

声門の下かつ気管内チューブのカフの上に溜まっている分泌物

図5．人工呼吸器関連肺炎の感染源

くことも大切です。人工呼吸器の呼吸器回路を交換するとき、どうしても気管内チューブが動いてしまいます。そのため、カフの上の分泌物が下気道に流れ込むので肺炎の原因を作ってしまうのです。

　呼吸器回路を交換するときには、カフの上の分泌物のことを十分に理解し、交換するメリットほうがカフの上の分泌物が流入する危険性を上回ると判断したときのみに交換すべきと思います。決して、1週間が経過したからという「時間を根拠とした交換」をしてはならないのです。

プリオン
蛋白性粒子のやっかい者

　私はプリオンが大嫌いです。プリオンは感染能力をもった蛋白性の粒子であり、核酸はないので生物ではありません。そのため、微生物に対する対応をそのまま、プリオンに当てはめることができないのです。実に、やりにくい相手です。

　プリオンは一般的な化学的および物理的な除染法にきわめて抵抗性があり、しかも感染すれば致死的な結末となります。そのため、プリオンに汚染した可能性のある医療器具の消毒や滅菌は慎重に行われなければなりません。とはいうものの、医療器具を毎回使い捨てにするといった対応も医療経済的に困難です。

　ここで、プリオン病における消毒と滅菌について整理してみたいと思います。少し込み入った話になりますが、我慢してください。

　プリオン病患者に用いた医療器具の消毒と滅菌に影響する3つの因子には、①患者がプリオン病をもっている危険性、②体組織の感染性、③医療器具の使用目的、があります[51-53]。すなわち、「ハイリスク患者」の「ハイリスク組織」に用いた「クリティカルまたはセミクリティカル器具」がもっとも重大な状態といえます。

　「ハイリスク患者」にはプリオン病患者または疑いの患者、急速に進行する痴呆、硬膜移植やヒト成長ホルモン注射の既往、などが含まれます。「ハイリスク組織」には脳、脊髄、眼、が含まれ、その他の組織は「低リスク」または「リスクなし」とされます。「ハイリスク組織」では、それを接種された動物の50％以上が感染し、「低リスク組織」では10％以上の感染率ということです（肺組織は50％の感染率なので中等度リスクです）。「リスクなし」は感染率が0％です[54-56]。「クリティカル器具」は無菌組織または血管系システムに挿入さ

れる器具であり、「セミクリティカル器具」は粘膜や障害のある皮膚に接触する器具をさします。「ノンクリティカル器具」は健常な皮膚に接触する器具のことです[57,58]。

　プリオンに汚染した医療器具の消毒および滅菌は次のように対応します。ハイリスク患者のハイリスク組織に用いたクリティカルまたはセミクリティカル医療器具には十分な洗浄後の徹底的な滅菌処理を行います。ハイリスク患者の中等度リスクまたは低リスクの組織に用いたクリティカルまたはセミクリティカル器具には一般的な滅菌や高水準消毒で対応します。ハイリスク患者以外の患者に用いた医療器具についても一般的な対応で十分ということになります。

　したがって、プリオン病患者または疑いの患者さんに用いた脳外科手術器具の処理は慎重に行う必要がありますが、消化管内視鏡は従来の処置で対応してもかまいません。同様に、一般的な脳出血や脳腫瘍の患者さんはハイリスク患者ではないので、そのような手術に用いた脳外科器具は一般的な処置で対応可能です。

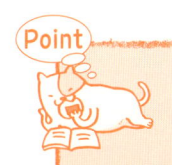

> **Point**
> プリオン病を考慮した医療器具の処理は、「ハイリスク患者」の「ハイリスク組織」に用いた「クリティカルまたはセミクリティカル器具」には十分な対応を行い、それ以外の状況では一般的な対応を行う。

　プリオン病の患者さんの脳外科手術などで脳組織などのハイリスク組織によって環境表面が汚染された場合には、その部分を洗浄してから、1：10に希釈した漂白剤でスポット除染します。その他の組織の場合は中等度リスクまたは低リスク組織ですので、汚染した環境表面は一般的な対応で十分です。環境表面はノンクリティカルに分類され、プリオン病の伝播には関連しないからです[51,52,54]。

インフルエンザワクチンと妊婦

有益性が危険性を上回る

　日本の多くの医師は妊婦にインフルエンザワクチンを接種しないことが多いと思います。おそらく、妊婦にワクチンを接種すると奇形の問題や流産の問題などが発生するのではないかという心配ゆえの判断だと思います。これについて、少し考えてみましょう。

　最初に「妊婦は接種不適当者には含まれていない」ことを強調させてください。インフルエンザワクチンの説明書によると接種を受けることが適当でない者（接種不適当者）というのは、①明らかな発熱を呈している者、②重篤な急性疾患にかかっていることが明らかな者、③本剤の成分によってアナフィラキシーを呈したことが明らかな者、④上記にあげる者のほか、予防接種を行うことが不適当な状態にある者、といった人たちです。

　このように、妊婦は接種不適当者には含まれていないのです。しかし、妊婦についての項目では「妊娠中の接種に関する安全性は確立されていないので、妊婦または妊娠している可能性のある婦人には接種しないことを原則とし、予防接種上の有益性が危険性を上回ると判断される場合にのみ接種すること」と記載されています。この「予防接種上の有益性が危険性を上回ると判断される場合にのみ接種」というところが大変重要なのです。

　実は、妊婦がインフルエンザに罹患すると死亡や重症合併症の危険性が増加することがすでに明らかになっているのです。妊婦が心臓呼吸器系合併症にて入院する危険性は妊娠していない女性の4.7倍もあるのです[59]。これは、①妊

娠中は心拍数、一回拍出量、酸素消費が増加している、②肺気量が低下している、③免疫能が変化している、といったことが原因となっています。いっぽう、妊婦へのインフルエンザワクチン接種の安全性についても明らかになってきました。妊婦2,000人以上を対象としたインフルエンザワクチンの研究によって胎児への影響の心配はないことが示されたのです[60]。

　ここで再び、「予防接種上の有益性が危険性を上回ると判断される場合にのみ接種」という記載を考えてみると、すべての妊婦で「有益性が危険性を上回る」と判断されるのではないでしょうか？　実際、妊婦がインフルエンザに罹患した場合、インフルエンザ治療薬を服用できません。胎児への安全性が確認されていないからです。それでは、インフルエンザに罹患してしまった妊婦にインフルエンザの厳しい症状を甘んじて経験させるのでしょうか？　高熱が続くと胎児への影響が心配になってしまいますし、第一、妊婦がインフルエンザに罹患すると死亡や重症合併症の危険性が増加することがあきらかになっているではありませんか？　このようなことを心配するよりも、エビデンスがしっかりしている妊婦へのワクチン接種のほうが適切だと思います。

　ここで一言付け加えたいことは、妊娠初期の妊婦への接種の前には十分な説明が必要であることです。この時期は自然流産が起こりやすい時期でもあり、接種後数日以内に流産があった場合、接種との関連性を疑われる可能性があるからです。そのため、流産があっても関連はないことを十分に理解していただいてから接種する必要があります。

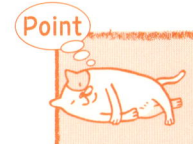

> **Point**
> 妊婦にはインフルエンザワクチン接種は必要である。ただし、妊娠3ヵ月未満の妊婦は流産しやすい時期なので、十分に説明してから接種する。

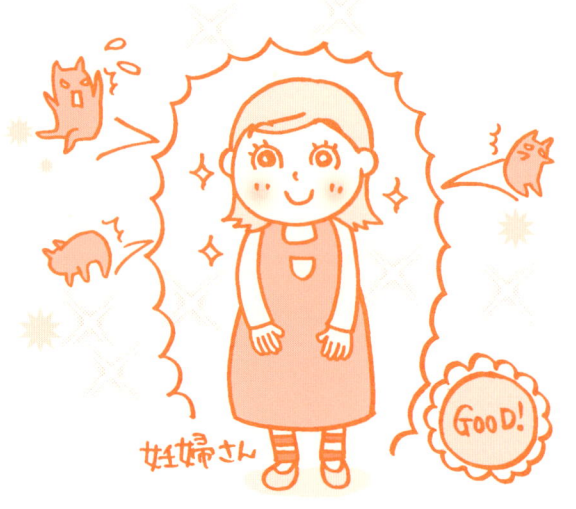

妊婦にはインフルエンザワクチンの予防接種がgood！

　同様に、免疫が低下した人への接種も大変重要です。先日、某大学病院で腎臓移植を受けた患者さんが主治医から「あなたは移植を受けて免疫力が低下しているので、インフルエンザワクチンを接種するとインフルエンザになるかもしれない。だから、接種してはいけない」と説明されたと言っていました。インフルエンザワクチンは不活化ワクチンであり生ワクチンではないので、免疫が低下した人に接種したからといってワクチン中のウイルスが増殖してインフルエンザになるということはありません。そのため、「この患者は主治医の説明を誤って理解したな！」と思ったのですが、彼は「ワクチンを接種してはいけない」という医師の手書きの紙を持っていたのです。とてもビックリしました。

　このようにインフルエンザワクチンが生ワクチンであると誤解している医師は論外としても、これに近いことは頻回に見受けられます。たとえば、「癌患者や血液疾患などで抗癌治療を受けている患者にインフルエンザワクチンを接種しても抵抗力が低下しているので抗体価は上昇しない。だから、接種しても意味がないので接種しない！」といった意見です。インフルエンザワクチン接

種の目的は感染予防のみではありません。重症化や死亡を減らすことが目的なのです。さらに、閉鎖集団や半閉鎖集団に接種すると、集団内でのインフルエンザの流行を防ぐことができることもわかっています[61,62]。すなわち、癌病棟や血液疾患病棟に入院している患者さんにことごとく接種すれば、病棟内でのインフルエンザの流行をかなり防ぐことができるのです。当然のことながら、病棟に勤務する医療従事者への接種は必須ですし、面会者や家族への接種も不可欠です。

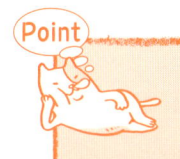

> **Point**
> 癌患者や血液疾患の患者には必ずインフルエンザワクチンを接種する。同居家族への接種も忘れてはならない。

外来採血室

手袋を替えないのはサービスの低下

　歯科医院に行って、歯科治療を受けたとします。そこでは、歯科の先生は歯を削ったり、いろいろな処置をしてくれます。もちろん、彼らは私たちの口の中に手指を挿入することになるので、手袋を装着しています。もし、一人の患者さんの口腔処置を終えた歯科医が自分のところにやってきて、手袋も替えずにそのまま歯科処置をしたら、どう思いますか？　とても不潔な気持ちになると思います。これは、自分の前に治療を受けた人の唾液が手袋に付着していて、自分の口の中に入ってくるのではないかと心配になるからです。ここで、「先生、手袋を替えてください」とお願いしたときに、「大丈夫です。前の人の口腔内の粘膜に直接触れた場合には、交換しますが、先ほどは触れませんでしたので、心配ありませんよ」と言われても、やはり心配になります。「もう、この歯科医院には受診しないぞ！」とさえ決心するかもしれません。

　実は、このようなことが、多くの病院の外来採血室で日常茶飯事のことのように行われているのです。採血室は血液に触れる機会が多く、また、血液は唾液よりも慎重に対応しなければならないにもかかわらず、外来採血室での対応は歯科医院よりも不十分となっています。

　病院には毎日多くの患者さんが訪れ、そのうちの相当数の患者さんに採血が行われています。ほとんどの病院では外来採血室にて採血されていますが、採血するたびに手袋を交換している病院はまだまだ少ないと思います。しかし、外来採血室において、患者ごとに手袋を交換することは当然のことだと思います。たとえば、B型肝炎ウイルスを例としてあげてみますと、このウイルスは室温にて環境表面の乾燥血液の中で少なくとも1週間は生き続けます[3]。そし

て、皮膚の引っ掻き傷や擦り傷などから体内に入り込むことがあることが知られています。採血担当者が手袋を交換せずに次々と採血を行った場合、これらの患者さんの中にB型肝炎ウイルス感染者が含まれていたらどうなるのでしょうか？眼には見えない程度の血液の飛散があれば、採血担当者の手袋にウイルスを含んだ血液が付着します。そして、採血者は次の患者さんの血管を探すために採血部分に触れ、ウイルスを刺入部位に付着させます。採血前にアルコールによる皮膚消毒をしても、B型肝炎ウイルスは完全には死滅しないので、このような状態で採血針が刺入されれば、ウイルスに感染してしまうのです。

　感染予防は「患者から医療従事者へ」「医療従事者から患者へ」「患者から患者へ」の感染を防ぐことを目的としています[63]。採血者が手袋を装着すれば、前二者を防ぐことはできますが、患者ごとに手袋を交換しなければ、「患者から患者へ」の感染を防ぐことはできません。すなわち、採血者は手袋を装着す

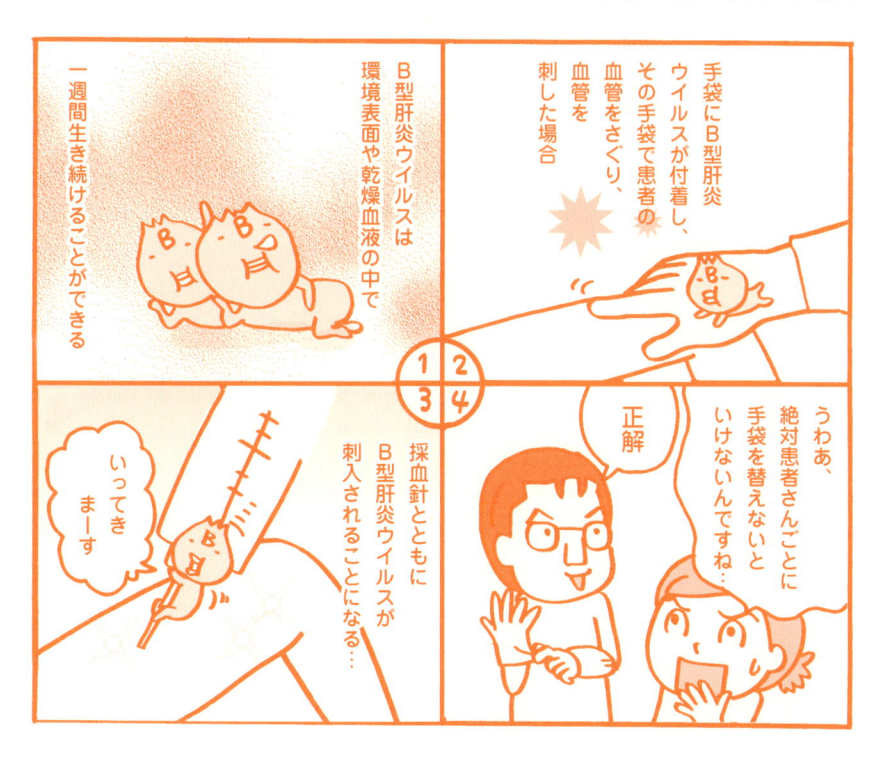

①手袋にB型肝炎ウイルスが付着し、その手袋で患者の血管をさぐり、血管を刺した場合

②B型肝炎ウイルスは環境表面や乾燥血液の中で一週間生き続けることができる

③採血針とともにB型肝炎ウイルスが刺入されることになる…
いってきまーす

④うわあ、絶対患者さんごとに手袋を替えないといけないんですね…
正解

外来採血室　　129

るものの患者ごとに交換しないということは、確かに採血者自身の安全は確保できるかもしれませんが、患者から患者への感染予防は不十分ということができます。

ときどき、「採血時の手袋を患者ごとに替えるということは理解できるが、外来採血室のように毎日何百人の採血をする状況では事実上困難だ！」といった意見を聞くことがあります。その理由は、①血管が細いと、手袋を使用しながら採血することはできない、②採血に忙殺されている外来採血室で毎回手袋を交換するような時間はない、③手袋をして採血すると患者が不愉快に感じる、④莫大な数の手袋を消耗するので費用が増加し、ゴミも増えてしまう、といったものです。

これらについて、一つ一つ考えてみたいと思います。最初に手袋をしながら細い血管を探ることはできないという意見から始めたいと思います。昔々、眼科などで細かい手術をする医師は手袋せずに手術していた時期がありました。もちろん、その理由は手袋を装着していては細かい手術ができないといったものでした。手袋は術者を患者の感染性病原体から守るということと、患者を術者の手指に付着している微生物から守るということに不可欠なので、手袋を装着せずに手術をするということは、今から思えばとんでもないことです。しかし、当時は当然のこととして素手で手術が行われていたのです。

あのような細かい手術ですら、現在は手袋を装着して行っているのですから、採血については何ら問題ないと思います。血管が細いから採血できないといっている医療従事者もエイズウイルスやB型肝炎ウイルスの感染者の採血であれば、どんな細い血管であっても手袋を装着して必死になって採血することと思います。しかし、このような感染症があれば手袋を装着して、感染症がなければ装着しないといった対応は非常に危険なことなのです。どの患者さんがどのような病原体をもっているかについては正確に知ることはできないからです。

二つ目の理由である「採血に忙殺されている外来採血室で毎回手袋を交換するような時間はない」について考えてみたいと思います。以前、土用の丑の日にウナギを食べにいったときのことです。そのウナギ料理店にはあまりにも多くの客が来ていて、ごった返しの状態でした。そこは大変おいしいウナギ料理店

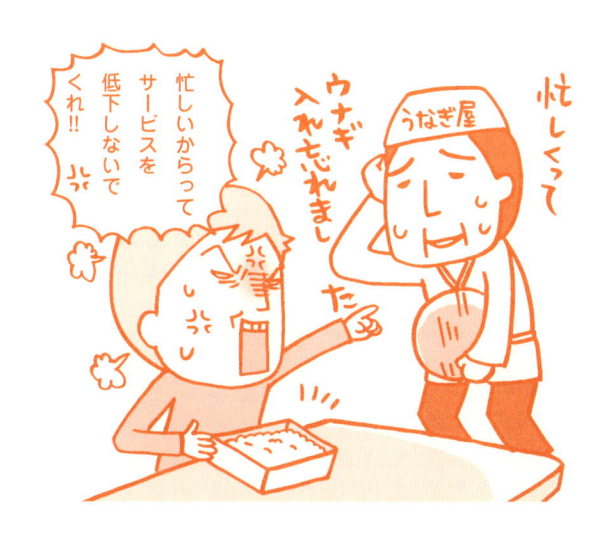

であり、サービスも大変よい店でしたが、あまりにも多くの客のため、吸い物を付け忘れてしまったりといったハプニングがありました。すると、客は「忙しいからと言って、サービスを低下しないでくれ！」と叫んでいたのです。忙しいからサービスを低下するといった料理店はよい店とはいえません。同様に、忙しいから感染予防を低下するといった病院もよい病院とはいえないのではないでしょうか？

　三つ目の「手袋をして採血すると、患者に不審がられる」ということですが、もう少し具体的に説明したいと思います。患者さんの立場からすると、普段手袋を装着していない採血者が自分の採血のときだけ手袋すれば、「自分が不潔と思われている」「自分が特別扱いされている」といった不愉快感をもつのは当然です。しかし、すべての患者さんに対して手袋を装着し、「感染対策を実施しています」と掲示すれば、何ら問題ないのではないでしょうか？

　四つ目の「莫大な数の手袋を消耗するので費用が増加し、ゴミも増えてしまう」という問題については、今までの医学の歴史を考えていただければよろしいかと思います。感染は予防が大切であり、予防しきれない場合には治療します。予防することは治療よりも安価であり、ダメージを少なくできることを歴史は教えて

くれます。たとえば、下水設備などの充実により、赤痢やチフスといった感染症が減少しました。このような設備の充実には費用を要するのですが、感染症が発生した場合のほうがもっとお金が必要となるのです。予防は病気になる人の数を減らすことができるので、経済的にも有利なのです。ゴミが増えるといっても治療を受ける人の数が増えればもっとゴミは増えます。手袋を装着しないことによって感染症が発生すれば、その治療薬などに関連するゴミは相当なものになります。

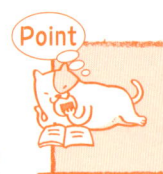

> **Point**
>
> **血液などの湿性生体物質に触れる可能性があるときには、手袋を必ず装着する。**

針刺し

安全器材と手袋で予防

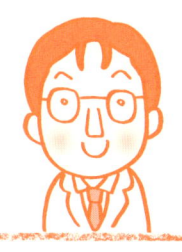

　購入したばかりの新車をその翌日、塀などに擦って傷をつけてしまった。車を車庫に入れようとしていたら、電柱にぶつかってバンパーが大きくへこんでしまった。このようなときの苦い気分を覚えていますか？ 病院で仕事をしていて、患者さんに使用した注射針などで自分の指を誤って刺してしまった場合は、まさにこのような苦い気分になります。とにかく、落ち込むのです。患者さんがB型肝炎ウイルスやC型肝炎ウイルスなどに感染していなければ、落ち込み程度も軽くて済むのですが、エイズウイルスに感染していた場合などは、もうどうしようもない気分になるのではないでしょうか？

　よく、B型肝炎ウイルスの針刺しをした後には、ガンマグロブリンが必要だとか、エイズウイルスの針刺しの場合には抗HIV剤が必要だなどといわれます。もちろん、これらは正しいと思います。ただ、忘れてはならないことは、針刺し対策には「針刺し予防」と「針刺し後対策」があるということです。針刺しがなければ、やはり針刺し後の対応の必要性はないわけで、やはり針刺しの発生を減らす努力が大切です。

　「針刺しをしないように気をつけましょう」と言うのは簡単ですが、実践的ではありません。針刺しは多忙なときや疲れたときの一瞬の隙に発生するので、気をつけようがないのです。もちろん、注射針のリキャップなどのように針刺しが発生しやすい行為を積極的に行うことには問題がありますが、もっとも大切なことは針刺しが発生しない環境を作りあげることなのです。たとえば、翼状針や留置針を安全装置付きの器材に変更するといった対応です。これらの安全器材を導入すれば、一瞬の気のゆるみがあったとしても針刺しは発生しにく

くなります。

> **Point**
> 針刺し対策には針刺し後の対応ばかりでなく、針刺し予防も大切であり、安全器材の導入が必要である。

　血液に触れる可能性がある場合の手袋の装着も大切なことです。たとえ針刺しがあったとしても針が手袋を貫通するときに、周囲に付着しているかなりの血液が拭い去られます。体内に注入される血液量は少しでも少ないほうが病原体に感染する危険性を減少させることができます。このとき、どのような針で針刺ししたかも重要な情報となります。それは縫合針か注射針かということや、針の太さです。注射針は中に血液が溜まっているので、縫合針よりも感染の危険性が高くなります。また、太い注射針は細い注射針よりも、やはり多くの血液が内部に溜まっています。したがって、手袋を装着せず、太い注射針で針刺しすることと、手袋を装着して細い縫合針で針刺しすることでは、同じ針刺しであっても感染の危険性は異なるのです。

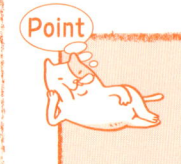

> **Point**
> 針刺しがみられた場合には、針の種類や手袋の装着の有無などを確認して、感染のリスクを評価する。

　このような努力にもかかわらず、針刺ししてしまった場合にはどうすればよいのでしょう。最初に石けんと流水にて付着した血液を洗い流します。眼の粘膜などに血液が付着した場合には流水にてフラッシュします[64]。この場合、針刺し部分を絞り出すことによって血液を押し出しても感染対策上有効ではありません[64]。もちろん、絞り出してもかまいませんが、絞り出しに効果がないこ

とは理解しておいてください。エイズウイルスの針刺しでは、状況に応じて抗HIV剤を服用することになりますが、内服が必要と判断された場合には迅速に服用を開始しなくてはなりません。そのため、効果が期待できない絞り出しに5分も10分も時間を消耗することはできないのです。早く次のステップ（たとえば、女性の場合ですと妊娠反応の検査を実施するとか、感染リスクを評価するといったこと）に移らないといけないのです。場合によっては、耐性ウイルスか否かの調査も必要となるので、無駄にできる時間はまったくないのです。そのため、絞り出しは適当に切り上げましょう。

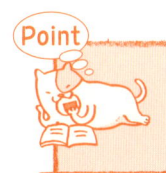

針刺し後の血液の絞り出しは有効ではない。

　このように針刺し直後の対応を実施した後は、患者さんの感染の有無によっていろいろなパターンが発生します[64]。最初に確認したいのは針刺ししたスタッフにB型肝炎ワクチン接種の既往があるか否か、また、ワクチンによってHBs抗体を獲得しているか否かが重大な情報となります。B型肝炎ウイルスは感染力が強いので、徹底的な対応が必要です。もし、スタッフがHBs抗体をもっていれば、B型肝炎ウイルスの針刺しであっても心配ありません。しかし、スタッフがHBs抗体をもっておらず、患者さんがB型肝炎ウイルス感染者ならば、B型肝炎ウイルス用のガンマグロブリンが必要となります。ここでクエスチョン？？

　「スタッフが針刺しをしたのでHBs抗体の有無を確認したら陰性であった。しかし、幸いにも患者はB型肝炎ウイルス感染者ではなかった。この場合は何もしなくてもよいのか？」

　実は、これは大変重要な質問なのです。病院のすべてのスタッフはワクチン接種にてHBs抗体を獲得していなければなりません。たとえ、針刺しした患者さんがB型肝炎ウイルス感染者ではなくても、そこでHBs抗体をもっていない

スタッフを発見したわけなので、そのようなチャンスを逃してはなりません。そのスタッフにワクチンを接種してしまうのです。次の曝露に備えて……。

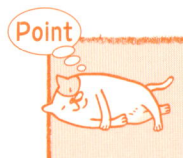

> **Point**
> すべての医療従事者はHBs抗体を獲得していなければならない。B型肝炎ワクチンを接種していない医療従事者を見つけ出したら、その場でワクチンの接種を開始する。

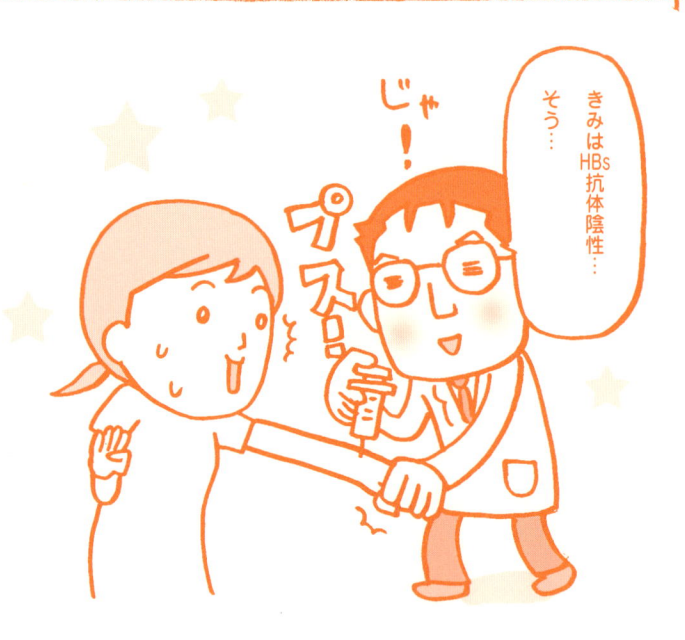

上級編の文献

1） CDC. Control measures for hepatitis B in dialysis centers. http://www.cdc.gov/ncidod/hip/control.htm
2） Favero MS, et al. Hepatitis-B antigen on environmental surfaces [Letter]. Lancet 1973;2:1455.
3） Bond WW, et al. Survival of hepatitis B virus after drying and storage for one week. Lancet 1981;1:550-551.
4） CDC. Recommendations for preventing transmission of infections among chronic hemodialysis patients, 2001. http://www.cdc.gov/mmwr/PDF/rr/rr5005.pdf
5） Callender ME, et al. Hepatitis B virus infection in medical and health care personnel. Br Med J 1982;284:324-326.
6） Chaudhuri AKR, et al. Hepatitis B virus infection in medical and health care personnel [Letter]. Br Med J 1982;284:1408.
7） Garibaldi RA, et al. Nonparenteral serum hepatitis: report of an outbreak. JAMA 1972;220:963-966.
8） Rosenberg JL, et al. Viral hepatitis: an occupational hazard to surgeons. JAMA 1973;223:395-400.
9） Hadler SC, et al. Hepatitis B immunization: vaccine types, efficacy, and indications for immunization. Curr Clin Top Infect Dis 1992;12:282-308.
10） Wainwright RB, et al. Protection provided by hepatitis B vaccine in a Yupik Eskimo population-results of a 10-year study. J Infect Dis 1997;175:674-677.
11） Szmuness W, et al. Hepatitis B vaccine: demonstration of efficacy in a controlled clinical trial in a high-risk population in the United States. N Engl J Med 1980;303:833-841.
12） Hadler SC, et al. Long-term immunogenicity and efficacy of hepatitis B vaccine in homosexual men. N Engl J Med 1986;315:209-214.
13） CDC. A comprehensive immunization strategy to eliminate transmission of hepatitis B virus infection in the United States. http://www.cdc.gov/mmwr/PDF/rr/rr5516.pdf
14） Stevens CE, et al. Hepatitis B vaccine in patients receiving hemodialysis: immunogenicity and efficacy. N Engl J Med 1984;311:496-501.
15） CDC. Guideline for prevention of catheter- associated urinary tract infections, 1982. http://www.cdc.gov/ncidod/hip/ Guide/ uritract.htm
16） Krizek TJ, et al. Evolution of quantitative bacteriology in wound management. Am J Surg 1975;130:579-584.
17） Elek SD, et al. The virulence of Staphylococcus pyogenes for man: a study of problems with wound infection. Br J Exp Pathol 1957;38: 573-586.
18） Noble WC. The production of subcutaneous staphylococcal skin lesions in mice. Br J Exp

Pathol 1965;46:254-262.
19) James RC, et al. Induction of staphylococcal infections in mice with small inocula introduced on sutures. Br J Exp Pathol 1961;42: 266-277.
20) CDC. Guideline for the prevention of intravascular catheter-related infections, 2002. http://www.cdc.gov/ mmwr/PDF/ rr/ rr5110. pdf
21) Goetz AM, et al. Risk of infection due to central venous catheters: effect of site of placement and catheter type. Infect Control Hosp Epidemiol 1998;19:842-845.
22) Joynt GM, et al. Deep venous thrombosis caused by femoral venous catheters in critically ill adult patients. Chest 2000;117:178-183.
23) Mian NZ, et al. Incidence of deep venous thrombosis associated with femoral venous catheterization. Acad Emerg Med 1997;4:1118-1121.
24) Durbec O, et al. A prospective evaluation of the use of femoral venous catheters in critically ill adults. Crit Care Med 1997;25:1986-1989.
25) Mermel LA, et al. The pathogenesis and epidemiology of catheter-related infection with pulmonary artery Swan-Ganz catheters: a prospective study utilizing molecular subtyping. Am J Med 1991;91） suppl） :S197-S205.
26) Heard SO, et al. Influence of triple-lumen central venous catheters coated with chlorhexidine and silver sulfadiazine on the incidence of catheter-related bacteremia. Arch Intern Med 1998;158:81-87.
27) Richet H, et al. Prospective multicenter study of vascular-catheter-related complications and risk factors for positive central-catheter cultures in intensive care unit patients. J Clin Microbiol 1990;28:2520-2525.
28) Venkataraman ST, et al. Femoral vascular catheterization in critically ill infants and children. Clin Pediatr 1997;36:311-319.
29) Stenzel JP, et al. Percutaneous femoral venous catheterizations: a prospective study of complications. J Pediatr 1989;114:411-415.
30) Goldstein AM, et al. Femoral venous access is safe in burned children: an analysis of 224 catheters. J Pediatr 1997;130:442-446.
31) Eyer S, et al. Catheter-related sepsis: prospective, randomized study of three methods of long-term catheter maintenance. Crit Care Med 1990;18:1073-1079.
32) Uldall PR, et al. Changing sub-clavian haemodialysis cannulas to reduce infection. Lancet 1981;1:1373.
33) Maki DG, et al. Prospective randomised trial of povidone-iodine, alcohol, and chlorhexidine for prevention of infection associated with central venous and arterial catheters. Lancet 1991;338:339-343.

34) Garland JS, et al. Comparison of 10% povidone-iodine and 0.5% chlorhexidine gluconate for the prevention of peripheral intravenous catheter colonization in neonates: a prospective trial. Pediatr Infect Dis J 1995;14:510-516.
35) Little JR, et al. A randomized trial of povidone-iodine compared with iodine tincture for venipuncture site disinfection: effects on rates of blood culture contamination. Am J Med 1999;107:119-125.
36) Mimoz O, et al. Prospective, randomized trial of two antiseptic solutions for prevention of central venous or arterial catheter colonization and infection in intensive care unit patients. Crit Care Med 1996;24:1818-1823.
37) Zakrzewska-Bode A, et al. Mupirocin resistance in coagulase-negative staphylococci, after topical prophylaxis for the reduction of colonization of central venous catheters. J Hosp Infect 1995;31:189-193.
38) CDC. Targeted tuberculin testing and treatment of latent tuberculosis infection. http://www.cdc.gov/mmwr/ PDF/rr/rr4906.pdf
39) CDC. Guidelines for Preventing the Transmission of *Mycobacterium tuberculosis* in Health-Care Settings, 2005. http://www.cdc.gov/mmwr/PDF/rr/rr5417.pdf
40) Roy CJ, et al. Airborne transmission of communicable infection - the elusive pathway. N Engl J Med 2004; 350:1710-1712
41) CDC. Interium domestic guidance on the use of respirators to prevent transmission of SARS. http://www.cdc.gov/ncidod/sars/pdf/respirators-sars.pdf
42) Lareau SC, et al. The relationship between frequency of ventilator circuitchanges and infectious hazard. Am Rev Respir Dis 1978; 118) 3) :493-496.
43) Craven DE, et al. Contamination of mechanical ventilators with tubing changes every 24 or 48 hours. N Engl J Med1982; 306) 25) :1505-1509.
44) Craven DE, et al. Riskfactors for pneumonia and fatality in patients receiving continuous mechanical ventilation. Am RevRespir Dis 1986; 133) 5) :792-796.
45) Hess D, et al. Weekly ventilator circuit changes. Astrategy to reduce costs without affecting pneumonia rates. Anesthesiology 1995; 82) 4) :903-911.
46) Kollef MH, et al. Mechanical ventilation with or without 7-daycircuit changes. A randomized controlled trial. Ann Intern Med 1995; 123) 3) :168-174.
47) CDC. Guidelines for preventing health-care-associated pneumonia, 2003. http://www.cdc.gov/ncidod/hip/guide/CDCpneumo-guidelines.pdf
48) Rello J, et al. Pneumonia in intubated patients:role of respiratory airway care. Am J Respir Crit Care Med 1996; 154) 1) :111-115.
49) Spray SB, et al. Aspiration pneumonia: incidence of aspiration withendotracheal tubes.

Am J Surg 1976; 131）6）:701-703.

50) Mahul P, et al. Prevention of nosocomial pneumonia in intubatedpatients: respective role of mechanical subglottic drainage and stress ulcer prophylaxis. IntensiveCare Med 1992; 18）1）:20-25.

51) Favero MS, et al. Chemical disinfection of medical and surgical materials. In: Block SS, ed. Disinfection, sterilization, and preservation. Philadelphia: Lippincott Williams & Wilkins, 2001: 881-917.

52) Fevero MS. Current issues in hospital hygiene and sterilization technology. J. Infect. Control）Asia Pacific Edition） 1998; 1: 8-10.

53) Fevero MS. Current status of sterilization technology. Zentr. Steril. 1998; 6: 159-165.

54) Rutala WA, et al. Creutzfeldt- Jakob disease: recommendations for disinfection and sterilization. Clin. Infect. Dis. 2001;32:1348-1356.

55) WHO Manual for strengthening diagnosis and surveillance of Creutzfeldt-Jakob disease.1998

56) 厚生労働省特定疾患対策研究事業　クロイツフェルト・ヤコブ病診療マニュアル［改訂版］

57) Spaulding EH. Role of chemical disinfection in the prevention of nosocomial infections. In: Proceedings of the International Conference on Nosocomial Infections, 1970. Brachman PS, Eickhoff TC, eds. Chicago IL. American Hospital Association; 1971: p. 247-254.

58) Spaulding EH. Chemical disinfection and antisepsis in the hospital. J Hosp Res 1972; 9: 5-31.

59) Neuzil KM, et al. Impact of influenza on acute cardiopulmonary hospitalizations in pregnant women. Am J Epidemiol 1998; 148: 1094-1102.

60) Heionen OP, et al. Immunization during pregnancy against poliomyelitis and influenza in relation to childhood malignancy. Int J Epidemiol 1973; 2: 229-235.

61) Patriarca PA, et al. Risk factors for outbreaks of influenza innursing homes. A case control study. Am J Epidemiol 1986; 124）1）:114-119.

62) Fox JP, et al. Herd immunity: basic conceptand relevance to public health immunization practices. Am J Epidemiol 1971; 94）3）:179-189.

63) CDC. Guideline for isolation precaution in hospitals, 1996. http://aepo-xdv-www.epo.cdc.gov/wonder/PrevGuid/p0000419/ p0000419. asp

63) CDC. Guidelines for the management of occupational exposures to HBV, HCV, and HIV and Recommendations for postexposure prophylaxis, 2001. http://www.cdc.gov/mmwr/PDF/rr/rr5011.pdf

参考にした主な CDCガイドライン

1) **医療環境における結核菌の伝播予防のためのガイドライン**（Guidelines for preventing the transmission of Mycobacterium tuberculosis in health care settings）[http://www.cdc.gov/mmwr/PDF/rr/rr5417.pdf]：2005年公開。病院のみならず、医療環境全体における結核感染対策について詳細に述べたガイドラインである。フィットテストや使用者シールチェックの考え方などについても言及している。

2) **インフルエンザの予防と制御のための勧告**（Prevention and control of influenza）[http://www.cdc.gov/mmwr/PDF/rr/rr5510.pdf]：2006年公開。このガイドラインは毎年更新されている。ノイラミニダーゼ阻害剤やインフルエンザワクチンなどについての最新情報も記述されている。

3) **医療ケア関連肺炎防止のためのガイドライン**（Guidelines for preventing health-care-associated pneumonia）[http://www.cdc.gov/ncidod/hip/guide/CDCpneumo_guidelines.pdf]：2004年公開。人工呼吸器関連肺炎やレジオネラ症などの医療ケア関連肺炎の予防について詳細に記述しているガイドラインである。

4) **医療保健施設における環境感染制御のためのガイドライン**（Guideline for environmental infection control in healthcare facilities）[http://www.cdc.gov/ncidod/hip/enviro/Enviro_guide_03.pdf]：2003年公開。「手指の高頻度接触表面」や「手指の低頻度接触表面」などの概念を導入し、環境からの感染予防に関して広汎に記述しているガイドラインである。

5) **医療現場における手指衛生のためのガイドライン**（Guideline for hand hygiene in health-care settings）[http://www.cdc.gov/mmwr/PDF/rr/rr5116.pdf]：2002年公開。手指衛生はアルコール手指消毒剤を用いて行うことを推奨し、手術時手洗いについてもブラシを使用しないように勧

告したガイドラインである。

6) **血管内カテーテル由来感染予防のためのガイドライン**（Guideline for the prevention of intravascular catheter-related infections）［http://www.cdc.gov/mmwr/PDF/rr/rr5110.pdf］：2002年公開。中心静脈カテーテル挿入時のマキシマル・バリアプリコーションの必要性を強調しており、中心静脈カテーテルはカテーテル由来血流感染の危険性が高い医療器具であることを再確認させようとしているガイドラインである。

7) **造血幹細胞移植患者の日和見感染予防のためのガイドライン**（Guidelines for preventing opportunistic infections among hematopoietic stem cell transplant recipients）［http://www.cdc.gov/mmwr/PDF/rr/rr4910.pdf］：2000年公開。造血幹細胞移植患者のための感染対策を詳細に記載しているガイドラインである。このガイドラインは日本の無菌室管理に大きな影響を与えた。

8) **慢性血液透析患者における感染予防のためのガイドライン**（Recommendations for preventing transmission of infections among chronic hemodialysis patients）［http://www.cdc.gov/mmwr/PDF/rr/rr5005.pdf］：2001年公開。このガイドラインは血液透析患者のための感染予防について詳細に記述している。特に、B型肝炎ウイルス感染者のベッド配置についての勧告は興味深い。

9) **HBV, HCV, HIVの職業上曝露への対応と曝露後予防のためのガイドライン**（Guidelines for the management of occupational exposures to HBV, HCV, and HIV and Recommendations for postexposure prophylaxis）［http://www.cdc.gov/mmwr/PDF/rr/rr5011.pdf］：2001年公開。HBV,HCV,HIVの曝露時の対策について記述したガイドラインである。B型肝炎ウイルスの医療従事者への感染経路などについても興味深く解説している。HIVについては、2005年に公開された「HIVの職業上曝露への対応のためのガイドラインおよび曝露後予防のための勧告」（http://www.cdc.gov/mmwr/PDF/rr/rr5409.pdf）のほうが新しい。

10) **手術部位感染予防のためのガイドライン**（Guideline for prevention of surgical site infection）［http://www.cdc.gov/ncidod/hip/SSI/SSI.pdf］:1999年公開。手術室の床は感染源にはならないことなどについても触れており、抗菌薬予防投与に関する情報も記述している。

11) **医療従事者の感染対策のためのガイドライン**（Guideline for infection control in health care personnel）［http://www.cdc.gov/ncidod

/hip/GUIDE/InfectControl98.pdf］：1998年公開。医療従事者に関連する感染症ついて詳細に記述している。水痘に曝露した医療従事者の休務期間などについても勧告している。

12）**病院における隔離予防策のためのガイドライン**（Guideline for isolation precautions in hospitals）［http://aepo-xdv-www.epo.cdc.gov/wonder/PrevGuid/p0000419/ p0000419. asp］：1996年公開。「標準予防策」や「感染経路別予防策」を紹介した重要なガイドラインである。標準予防策は病院感染対策のもっとも重要な対策の一つである。

13）**尿道カテーテルにおける感染の予防のためのガイドライン**（Guideline for prevention of catheter- associated urinary tract infections）［http://www.cdc.gov/ncidod/hip/Guide/uritract.htm］：1982年公開。病院感染の中で、大きな割合を占めている尿路感染についてのガイドラインである。尿道カテーテル挿入、膀胱潅流、カテーテル交換、尿道カテーテル関連感染症などについて詳細に説明している。

14）**医療現場における多剤耐性菌対策のためのガイドライン**（Management of multidrug-resistant organisms in healthcare settings）［http://www.cdc.gov/ncidod/dhqp/pdf/ar/mdroGuideline2006.pdf］：2006年公開。すべての医療現場における多剤耐性菌の管理についてのガイドラインである。MRSAやVREのみならず、多剤耐性グラム陰性桿菌を含むすべての多剤耐性菌を対象にしている。

15）**医療現場における呼吸器衛生／咳エチケット**（Respiratory hygiene/cough etiquette in healthcare settings）［http://www.cdc.gov/flu/professionals/infectioncontrol/resphygiene.htm］：感染の可能性のある人に接触する場合には最初から「呼吸器衛生／咳エチケット」を実施することを推奨した勧告である。医療施設においてすべての呼吸器感染症の伝播を防ぐことを目的としている。

16）**歯科医療現場における感染制御のためのガイドライン**（Guidelines for infection control in dental health-care settings）［http://www.cdc.gov/mmwr/preview/mmwrhtml/rr5217a1.htm］：2003年公開。歯科領域における感染制御について包括的に記述しており、日本の歯科・口腔外科においてもぜひとも参考にすべきガイドラインである。

● 著者略歴

矢野邦夫（やの　くにお）

浜松医療センター　院長補佐　兼　感染症内科長

1981年	3月	名古屋大学医学部卒業
1981年	4月	名古屋掖済会病院
1987年	7月	名古屋第二赤十字病院
1988年	7月	名古屋大学第一内科
1989年	12月	米国フレッドハッチンソン癌研究所
		（リサーチフェロー・クリニカルフェロー）
1993年	4月	県西部浜松医療センター（現 浜松医療センター）
1996年	7月	米国ワシントン州立大学感染症科　エイズ臨床短期留学
		米国エイズトレーニングセンター　臨床研修終了
1997年	4月	県西部浜松医療センター感染症科長
		（現 浜松医療センター　感染症内科長）（現職）
1997年	7月	同上　衛生管理室室長
2008年	7月	同上　副院長
2020年	4月	同上　院長補佐（現職）

ねころんで読めるCDCガイドライン
ーやさしい感染対策入門書

2007年3月1日発行　第1版第1刷
2020年7月30日発行　第1版第12刷

著　者　矢野　邦夫
発行者　長谷川　素美
発行所　株式会社メディカ出版
　　　　〒532-8588
　　　　大阪市淀川区宮原3-4-30
　　　　ニッセイ新大阪ビル16F
　　　　https://www.medica.co.jp/
編集担当　安東瑠美子　丸井千絵
装　　幀　市川竜
イラスト　藤井昌子
印刷・製本　株式会社廣済堂

©Kunio YANO, 2007

本書の複製権・翻訳権・翻案権・上映権・譲渡権・公衆送信権（送信可能化権を含む）は、（株）メディカ出版が保有します。

ISBN978-4-8404-2090-7　　Printed and bound in Japan

当社出版物に関する各種お問い合わせ先　（受付時間：平日9：00〜17：00）
● 編集内容については、編集局 06-6398-5048
● ご注文・不良品（乱丁・落丁）については、お客様センター 0120-276-591
● 付属のCD-ROM、DVD、ダウンロードの動作不具合などについては、
　デジタル助っ人サービス 0120-276-592

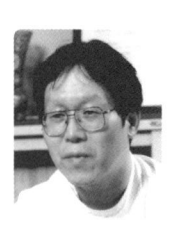

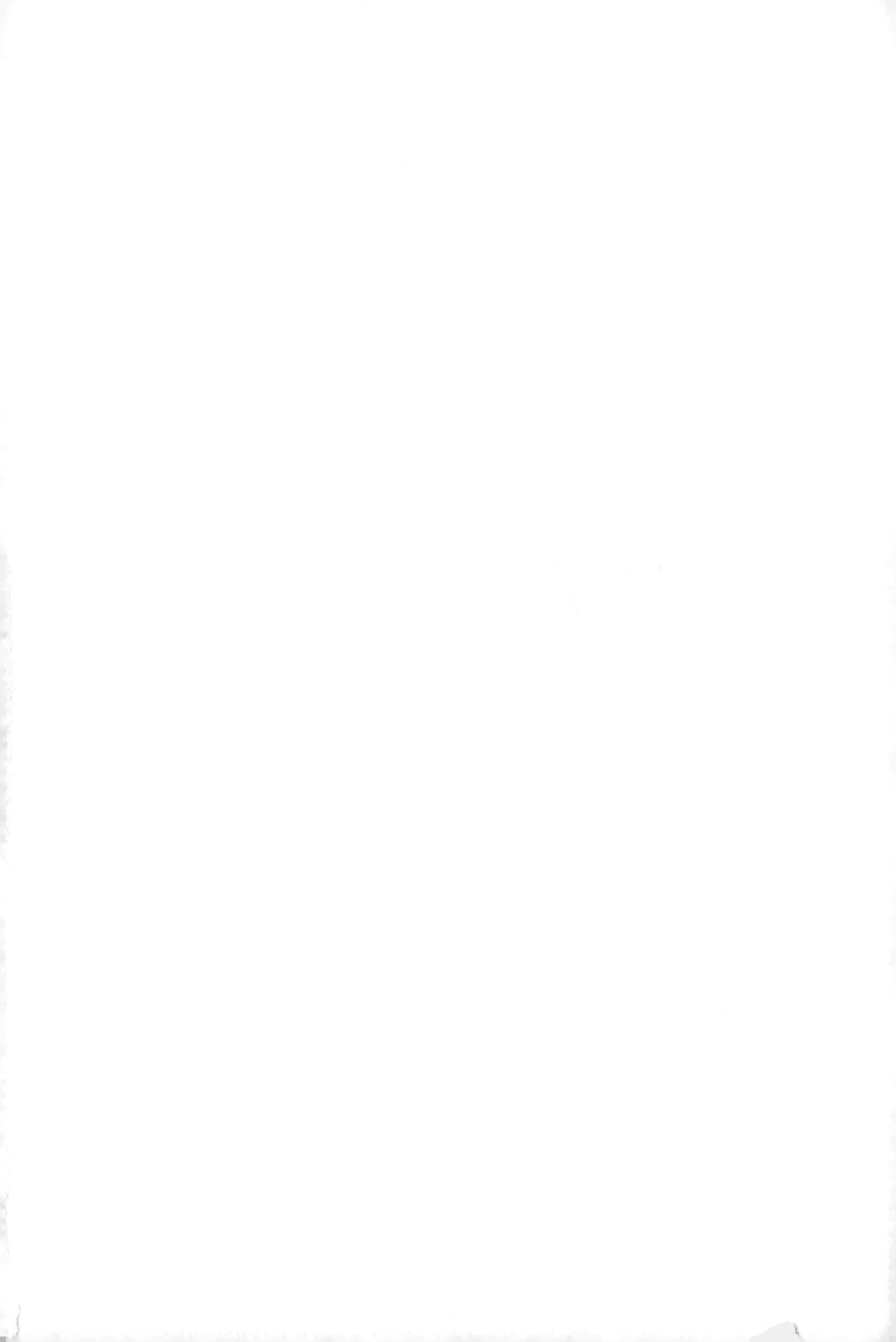